U0211017

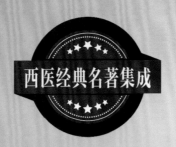

Springer

西医经典名著集成

移位股骨颈骨折手术实例

Displaced Femoral Neck Fractures

A Case–Based Approach

主编　[美]约翰·T.戈尔奇卡

主译　郝鹏　朱宗东

副主译　冯均伟　梁伟民

John T. Gorczyca

Editor

湖南科学技术出版社

·长沙·

图书在版编目（CIP）数据

移位股骨颈骨折手术实例 ／（美）约翰·T.戈尔奇卡（John T. Gorczyca）
主编；郝鹏，朱宗东主译. 长沙：湖南科学技术出版社，2022.11
（国际临床经典指南系列丛书）
ISBN 978-7-5710-1647-0

Ⅰ．①移… Ⅱ．①约… ②郝… ③朱… Ⅲ．①股骨颈－骨折－外科手术
Ⅳ．①R683.42

中国版本图书馆 CIP 数据核字（2022）第 112107 号

First published in English under the title
Displaced Femoral Neck Fractures: A Case-Based Approach
Edited by John T. Gorczyca
Copyright ©John T. Gorczyca, 2022
This edition has been translated and published under licence from Springer Nature Switzerland AG.

著作权登记号：18-2022-228

国际临床经典指南系列丛书
YIWEI GUGU JINGGUZHE SHOUSHU SHILI

移位股骨颈骨折手术实例

主　　编：[美] 约翰·T.戈尔奇卡
主　　译：郝　鹏　朱宗东
副 主 译：冯均伟　梁伟民
出 版 人：潘晓山
责任编辑：李　忠　杨　颖
出版发行：湖南科学技术出版社
社　　址：长沙市芙蓉中路一段 416 号泊富国际金融中心
网　　址：http://www.hnstp.com
邮购联系：0731-84375808
印　　刷：长沙沐阳印刷有限公司
　　　　　（印装质量问题请直接与本厂联系）
厂　　址：长沙市开福区陡岭支路 40 号
邮　　编：410003
版　　次：2022 年 11 月第 1 版
印　　次：2022 年 11 月第 1 次印刷
开　　本：889mm×1194mm　1/16
印　　张：5.75
字　　数：175 千字
书　　号：ISBN 978-7-5710-1647-0
定　　价：140.00 元

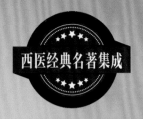

移位股骨颈骨折手术实例

编译委员会

主 译	郝 鹏	朱宗东
副 主 译	冯均伟	梁伟民
译 者	冯均伟	四川省人民医院
	郝 鹏	四川省人民医院
	李佳兵	四川省人民医院
	李 亭	四川省人民医院
	梁伟民	四川省人民医院
	廖 锋	四川省人民医院
	谭 波	四川省人民医院
	肖成伟	四川省人民医院
	袁心伟	四川省人民医院
	朱宗东	四川省人民医院
	胡译丹	重庆医科大学

前　　言

　　移位股骨颈骨折日渐增多，成为沉重的社会负担。有少数几种类型的骨折，相似的患者接受相同的治疗却可能有截然不同的结果，移位股骨颈骨折即为其中之一。尽管对于一些患者预后主要是由损伤程度和患者自身的健康状况决定；但在更多情况下，外科医生的选择和手术技术对治疗结果发挥更显著的影响；在某些情况下，"运气"也很重要。

　　这本书的撰写灵感来源于创伤骨科协会的病例讨论。从始至今，对许多常见问题，参与讨论的专家仍没有达成共识。此外，尽管在过去的数十年里涌现了大量生物学进展、生物力学研究、新型内置物、预后评估方法、技术改进和不计其数的临床研究，但现在移位股骨颈骨折的治疗效果并不比 60 年前 RF Garden 报道的好多少。

　　这本书的撰写目的是回顾决策过程和实用技术，以便外科医生能够为患者提供最佳的治疗。这本书引用最新的证据。希望医生们在读完这本书后，能够更好地理解这些原则，随着时间的推移和新证据的出现，也能够学习接纳这些新成果，并将其恰当地应用到对患者的治疗中。

　　每一章节的作者都是该领域的专家，他们临床经验丰富、理论基础扎实、睿智诚恳，在文中所提出的指导建议坚实可靠。

　　为了提高可读性，本书的排版样式为病例讨论，方便读者在工作间隙快速阅读某个章节，将更多的时间用于思考具体病例和考虑替代方案。此外，如果时间紧迫，读者可在术前选读两三个要点或快速回顾手术方法。但此书并非诊疗指南。

目　　录

第一章　年轻患者移位股骨颈骨折的术前评估

移位股骨颈骨折是骨科医生经常面对的疾病，这些患者多为轻微暴力致伤的老年人[1,2]。在小于 60 岁的人群中，股骨颈骨折的发生率较低。近期一项荟萃分析[3] 回顾了 1964—2012 年发表的所有相关研究，其中发生在年龄 16～60 岁之间的股骨颈骨折患者只有 1 558 名。并且发现年轻患者的股骨颈骨折移位率更高、并发症发生率高达 20％[3]。高并发症发生率使得对患者全身状况和骨折情况进行及时评估、恰当处理至关重要。

病例 1

一名 44 岁未系安全带的男性司机，在一次正面高速相撞的交通事故中受伤。由于他的车辆前部严重受损，现场救援耗费了很长时间，之后他被紧急医疗服务直接送往一家 I 级创伤中心（图 1-1）。到达创伤中心时，他已呈嗜睡状态，能简单对答、定向力尚可。呼吸道通畅，但双肺呼吸音不对称，右侧减弱。腹部柔软膨隆。骨盆前后及侧方挤压均稳定，四肢温暖，灌注良好。外周脉搏为 2＋，上下肢双侧对称。就诊时的生命体征：体温 36.2 ℃、心率 125 次/min、血压 95/60 mmHg、呼吸 30 次/min、血氧饱和度为 89％。

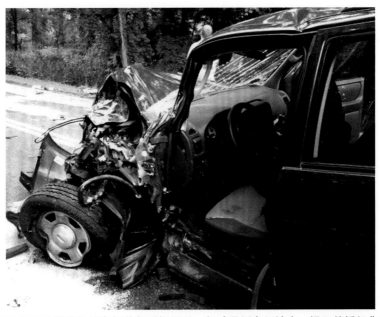

图 1-1　事故现场的照片显示车辆前部受损严重、驾驶员侧车门缺失，提示救援耗费了大量时间

目前需要做哪些检查？

必须根据创伤高级生命支持（ATLS）的原则对患者进行评估和治疗。最初的 ATLS 评估重点放在 ABCDs——气道（Airway）、呼吸（Breathing）、循环（Circulation）和神经功能（Neurologic Disability），以便能够识别和处理直接危及生命的损伤。辅助检查通常包括胸部和骨盆正位 X 线片。该患者的

胸片显示右侧气胸，行右侧胸腔闭式引流后血氧饱和度迅速改善。神经系统检查应根据格拉斯哥昏迷评分（Glasgow Coma Scale），从而发现颅内损伤。必须强调的是，在创伤患者的早期评估中，头部、颈部、胸部、腹部的检查以及活动性出血的评估应优先于髋部损伤。

如何使患者复苏？

在初步评估时，立即建立双静脉通道并输注 1 L 晶体液（如乳酸钠林格氏液），对该患者进行液体复苏，如果他的血流动力学仍不稳定，则应该进行输血。同时给予患者面罩吸氧。进一步检查发现该患者上臂和前臂均有 3 cm 的皮肤挫伤，伴有尺骨开放性骨折，右侧大腿及小腿也有畸形。病情初步稳定后，行全腹和骨盆 CT 扫描发现Ⅲ度肝破裂伤。

哪些指标可用于评估患者的病情？

早期实验室检查应包括动脉血气分析，其中包含乳酸、血红蛋白/红细胞比容、电解质、组织灌注不足和腹腔脏器损伤的标志物。国际标准化比率（INR）是评估凝血功能的重要指标。这些实验室指标既可以良好地反映患者的代谢状态[4]，也有助于明确严重贫血的情况下组织灌注不足的原因[5]。这位患者最初的动脉血气分析示：pH 7.2、碱剩余（BE）－13 mmol/L、乳酸 7.0 mmol/L。根据目前的生命体征和实验室检查，患者可能处于低血容量性休克的第三期。另一项重要的评估指标是尿量，通过安置导尿管可轻松获得尿量的数据。如果处于低血容量状态，患者的尿量会减少。

考虑到此患者是多发伤，确定整体损伤的严重程度有助于判断预后，包括存活率和并发症的发生率。常用的分类系统包括创伤严重程度评估表（ISS）、损伤严重程度简化评估表（AIS）、创伤严重度分级（TRISS）和修订的创伤评分（RTS）[6-9]。其中创伤严重程度评估表（ISS）是最常用的评分量表，尽管不是非常完善。AIS 评分将身体分为九个区，每个区的损伤分为 7 级，其中 0 表示没有损伤，6 表示致死性的伤害；ISS 评分则为损伤最严重的三个部位的 AIS 得分的平方和。ISS 评分＞15 时有高达 20％的死亡风险[8]。该患者的 ISS 评分为 27 分，因此死亡和出现严重并发症的风险都很高。

如何改善患者生理状态，为骨折手术做术前准备？

首先，治疗小组必须排除需要紧急手术治疗危及生命的损伤，该项治疗在已有的神经系统评估、相关诊断检查和胸腹部初步处理的基础上进行。接下来，医生应该评估患者的生理状态，并确定患者的整体状态，以便在何时能够接受骨折手术治疗。评估应在整个复苏过程中持续进行。治疗小组应密切观察每个临床指标的动态变化，并深谙其临床意义。重要的临床指标如下：体温恢复正常，我们患者的体温为 36.2 ℃，需要复温；在安置导尿管后，可以通过监测尿量来了解肾脏的灌注情况，当患者液体复苏至血容量正常时，肾脏灌注可以恢复正常。正常的尿量取决于患者的体型，成人的尿量一般为 0.5～1.5 mL/（kg·h）。在手术开始之前，心率和血压都应趋于正常，或者呈没有生命危险的状态。反映生理状态的实验室指标包括乳酸和剩余碱，这些指标的紊乱与酸碱平衡紊乱相一致，在临床工作中也很可能与失血性休克引起的组织灌注不足造成的代谢性酸中毒一致，虽然呼吸系统疾病或动脉损伤也会引起酸碱平衡失调[4]。应特别注意乳酸变化的趋势，因为如果初始乳酸＞10 mmol/L，死亡风险高达 75％[10]。当这些标志物趋向于正常水平，意味着代谢逐渐恢复正常。

Weinberg 等人[11] 描述了一种为多发伤（包括骨骼损伤在内）的患者提供早期合理治疗的诊疗流程。该方法利用乳酸、pH 值和碱剩余等实验室指标进行病情评估。作者认为如果患者的乳酸＜4.0 mmol/L、pH≥7.25、碱剩余≥－5.5 mmol/L，那么术后并发症发生率较低。这种评估方法的误差高达 10％，作者认为纳入一个以上的实验室指标能增加评估准确性。以上检查指标适当纠正后，可考虑外科治疗。同样重要的是，应在术中对患者生理状态进行持续评估。

如何评估患者的大腿伤势？

进一步检查时，骨折情况的评估应与正在进行的复苏和初步处理同时进行。如前所述，这位患者的重要影像学检查包括骨盆正位 X 线片（图 1-2），鉴于观察到的大腿畸形，应该拍摄股骨的 X 线片。从图 1-3 所示的 X 线片我们能够发现什么？

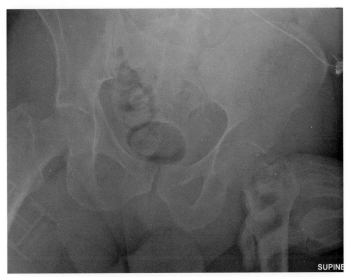

图 1-2　骨盆正位 X 线片没有发现骨盆形态上的改变，也没有明显的骨盆环损伤。仔细检查右侧股骨时，发现可疑的股骨颈骨折

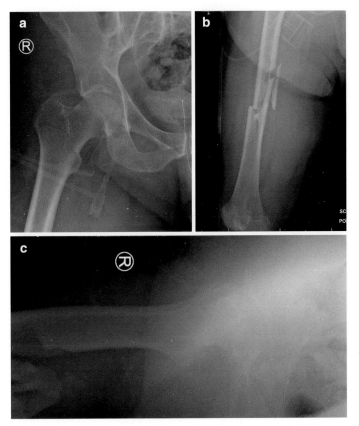

图 1-3　右髋关节正位 X 线片（a）、股骨正位 X 线片（b）和侧位 X 线片（c）显示股骨干粉碎性骨折

　　X 线片显示右股骨干粉碎性骨折，粉碎程度相当严重，符合高能量损伤机制。需要对这个患者的股骨颈进行充分检查以确定是否存在骨折。高能量股骨干骨折合并同侧股骨颈骨折的病例占股骨颈骨折总病例的 2%～9%，占股骨干骨折总病例的 12%[12-16]。因此在骨盆正位 X 线片上看到有股骨颈骨折的可疑表现，有必要进行其他的影像学检查。股骨颈术前评估的经典检查包括股骨近端内旋正位 X 线片和

股骨颈薄层（2 mm）CT 扫描[17,18]、MRI[12] 和/或术中透视[17]。此患者接受了骨盆的薄层 CT 扫描以评估股骨颈骨折情况，因为 CT 与髋关节内旋位 X 线检查相结合，误诊率能够降低 91%[17]。这个患者 CT 平扫图像（图 1-4）证实了股骨颈骨折的存在，并清晰显示骨折形态和粉碎情况，这有助于手术策略和固定方式的制定。

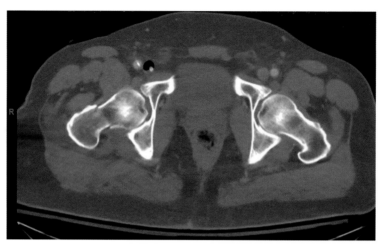

图 1-4　右股骨 CT 平扫图像证实存在股骨颈骨折

病例 2

一名 32 岁的男性骑自行车发生了事故。据他描述，事故发生时，他戴着头盔，在人行道上试图转弯时向右侧摔倒。他意识清晰，对答如流，无定向障碍，自诉仅有右髋部疼痛。就诊时的生命体征：心率 96 次/min、血压 120/80 mmHg、呼吸 18 次/min、未吸氧时血氧饱和度为 97%。

初步检查没有发现严重危及生命的损伤。进一步检查发现右下肢短缩和外旋畸形，髋部任何活动都会引起明显的疼痛。双侧肢体脉搏对称，足背脉搏和胫后脉搏 2+。患者能够背伸及跖屈踝关节，小腿和足部所有皮肤的触觉灵敏。右大腿外侧有局部擦伤。

根据疼痛的部位和损伤机制，患者可能有股骨近端骨折。大腿和髋关节外侧受到直接打击是股骨近端骨折常见的损伤机制[19]。考虑到患者肢体畸形，需要进一步评估股骨近端的情况。患者目前似乎没有其他严重的损伤，因为患者意识清晰、对答如流、无定向障碍、无呼吸急促、生命体征平稳。

对这个患者还应该完善至少三项检查

由于没有提供实验室检查结果，患者应该进行血常规、生化检查、血型检查，以评估血液和代谢情况，并为手术做准备。因患者还不到 60 岁，不需要做心电图和胸片检查。

除了骨盆正位片外，最初的评估还应包括右髋部和股骨的 X 线片。应对整个股骨的情况进行评估，以便能更大限度地提高诊断准确性。图 1-5 为所拍摄的 X 线片。

目前的诊断是什么？

患者右股骨颈移位型骨折。通常情况下，正位 X 线片即可清楚地显示损伤情况。由于邻近组织投影重叠，侧位图像一般难以清楚显示股骨颈。

是否需要其他影像学检查来评估骨折情况？

影像学评估的常用方法之一是患肢牵引状态下拍片[20,21]。牵引内旋位图像能够增加股骨颈骨折诊断的准确性和不同手术者所做诊断的一致性。图 1-6 为手术前获得的牵引内旋位透视图像，骨折的整体

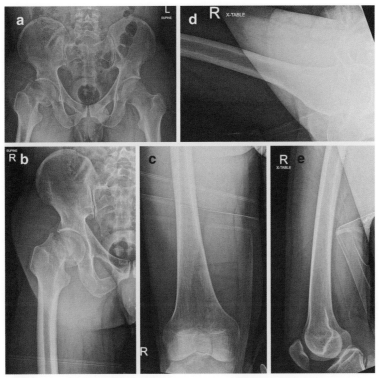

图 1‑5　骨盆正位片（a）和右侧股骨正侧位片（b～e）。从骨盆和股骨近端的正位片可以看到股骨颈骨折移位伴内翻。侧位片显示矢状面移位、远端前移。股骨远端的图像上未见损伤

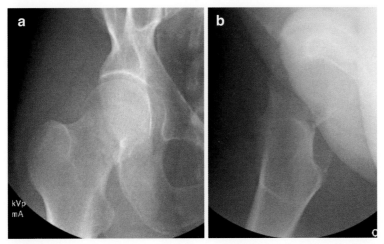

图 1‑6　手术前在手术室获得的牵引图片。正位片（a）能更好地显示股骨颈骨折线非常垂直。由于软组织投影覆盖少，侧位片（b）能更清晰地显示骨折移位

体形态和位移得到了更好地显示，正位片上骨折线的倾斜度也清晰可见。这些牵引图像可在床旁拍片获得，也可以在手术室使用 C 臂透视获得。由于该患者不适合进行关节置换术，术中影像学检查不需要大幅改变体位、床位或器械/植入物。

　　CT 检查[22] 有时很有用，因为它可以增加粉碎性骨折的可视化和骨折角度的量化，这在 X 线片上可能不明显[23]。识别这种粉碎性骨折非常重要，因为高达 96%[23] 的高垂直角度股骨颈骨折都是粉碎性骨折。粉碎性骨折复位困难，当骨折复位不良时又会增加内固定失败的风险[24,25]，所以术前充分识别粉碎性骨折对骨折复位和稳定固定都至关重要。

　　图 1‑7 为另一位类似患者的 CT 图像。股骨颈显示清晰，粉碎性骨折也很容易识别。必须仔细检查股骨颈的下方和后方的情况，因为这些区域发生粉碎性骨折的概率分别高达 94% 和 82%[8]。

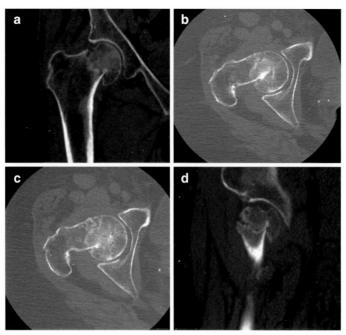

图 1 - 7　股骨近端和股骨颈具有代表性的冠状位（a）、横断面（b、c）和矢状位（d）CT 图像。应仔细查看股骨颈的下方和后方是否有粉碎性骨折，因为这些都是发生粉碎性骨折的常见部位

小　结

对于年轻移位型股骨颈骨折患者，评估整体的损伤情况和生理状态至关重要。根据症状体征和实验室检查进行适当的评估和复苏、及时采取恰当的干预措施，可降低手术相关的并发症。经典的 X 线检查包括髋部、股骨的正侧位片和骨盆的正位片。其他辅助检查包括髋关节牵引图像和薄层 CT 扫描，其用于评估股骨颈骨折的形态和粉碎情况，也能对同侧高能量股骨干骨折伴发的股骨颈骨折进行鉴别。另一个被证明对同侧股骨颈、股骨干骨折诊断有益的检查是 MRI，它可以提高诊断率，而没有辐射伤害。坚持对患者进行仔细地生理状态和影像学评估，有助于选择合适的手术时机和方案，从而改善预后。

〔李　亭　译〕

参考文献

［1］ Brauer CA，et al. Incidence and mortality of hip fractures in the United States. JAMA. 2009;302(14):1573 - 9.

［2］ Friedman SM，Mendelson DA. Epidemiology of fragility fractures. Clin Geriatr Med. 2014;30(2):175 - 81.

［3］ Slobogean GP，et al. Complications following young femoral neck fractures. Injury. 2015;46(3):484 - 91.

［4］ Vincent JL，De Backer D. Circulatory shock. N Engl J Med. 2013;369(18):1726 - 34.

［5］ Jennings LK，Watson S. Massive transfusion. In: *StatPearls*. Treasure Island; 2020.

［6］ Yadollahi M，et al. A comparative study of injury severity scales as predictors of mortality in trauma patients: which scale is the best? Bull Emerg Trauma. 2020;8(1):27 - 33.

［7］ Baker SP，et al. The injury severity score: a method for describing patients with multiple injuries and evaluating emergency care. J Trauma. 1974;14(3):187 - 96.

［8］ Boyd CR，Tolson MA，Copes WS. Evaluating trauma care: the TRISS method. Trauma score and the injury severity score. J Trauma. 1987;27(4):370 - 8.

［9］ Champion HR，et al. A revision of the trauma score. J Trauma. 1989;29(5):623 - 9.

［10］　Raux M，et al. Comparison of the prognostic significance of initial blood lactate and base deficit in trauma patients. Anesthesiology. 2017;126(3):522－33.

［11］　Weinberg DS，et al. Assessment of resuscitation as measured by markers of metabolic acidosis and features of injury. Bone Joint J. 2017;99-B(1):122－7.

［12］　Rogers NB，et al. Improving the diagnosis of ipsilateral femoral neck and shaft fractures: a new imaging protocol. J Bone Joint Surg Am. 2020;102(4):309－14.

［13］　Peljovich AE，Patterson BM. Ipsilateral femoral neck and shaft fractures. J Am Acad Orthop Surg. 1998;6(2):106－13.

［14］　Boulton CL，Pollak AN. Special topic: ipsilateral femoral neck and shaft fractures—does evidence give us the answer? Injury. 2015;46(3):478－83.

［15］　Cannada LK，et al. A retrospective review of high-energy femoral neckshaft fractures. J Orthop Trauma. 2009;23(4):254－60.

［16］　Alho A. Concurrent ipsilateral fractures of the hip and femoral shaft: a meta-analysis of 659 cases. Acta Orthop Scand. 1996;67(1):19－28.

［17］　Tornetta P 3rd. M. S. Kain, and W. R. Creevy, *diagnosis of femoral neck fractures in patients with a femoral shaft fracture. Improvement with a standard protocol*. J Bone Joint Surg Am. 2007;89(1):39－43.

［18］　Yang KH，et al. Fracture of the ipsilateral neck of the femur in shaft nailing. The role of CT in diagnosis. J Bone Joint Surg Br. 1998;80(4):673－8.

［19］　Linton P. Types of displacement in fractures of the femoral neck and observations on impaction of fractures. J Bone Joint Surg Br. 1949;31B(2):184－9.

［20］　Khurana B，et al. Internal rotation traction radiograph improves proximal femoral fracture classification accuracy and agreement. AJR Am J Roentgenol. 2018;211(2):409－15.

［21］　Koval KJ，Oh CK，Egol KA. Does a traction-internal rotation radiograph help to better evaluate fractures of the proximal femur? Bull NYU Hosp Jt Dis. 2008;66(2):102－6.

［22］　Luttrell K，Beltran M，Collinge CA. Preoperative decision making in the treatment of high-angle "vertical" femoral neck fractures in young adult patients. An expert opinion survey of the Orthopaedic trauma Association's (OTA) membership. J Orthop Trauma. 2014;28(9):e221－5.

［23］　Collinge CA，Mir H，Reddix R. Fracture morphology of high shear angle "vertical" femoral neck fractures in young adult patients. J Orthop Trauma. 2014;28(5):270－5.

［24］　Weil NL，van Embden D，Hoogendoorn JM. Radiographic fracture features predicting failure of internal fixation of displaced femoral neck fractures. Eur J Trauma Emerg Surg. 2015;41(5):501－7.

［25］　Gardner S，et al. Predictors of early failure in young patients with displaced femoral neck fractures. J Orthop. 2015;12(2):75－80.

第二章   年轻患者移位股骨颈骨折的理论基础

病　例

一名 18 岁的女大学生乘客在高速碰撞的车祸中受伤。急救团队在现场对她进行了气管内插管，并将其转送到 I 级创伤中心。初步体格检查显示，患者左下肢短缩且不稳定，左大腿前部远端到近端有一处 30 cm 的皮肤裂伤。肢体血供良好，腘动脉、胫后和足背动脉搏动正常。因患者在就诊时接受了插管和镇静药，无法进行运动和感觉检查。影像学检查证实存在左股骨颈头下移位型粉碎性骨折以及 ⅢA 度开放性、粉碎性左股骨远端髁上/髁间骨折。患者还有闭合性左尺骨干骨折。图 2-1 显示了在创伤抢救舱中拍摄的骨盆正位图像。CT 重建图像显示移位股骨颈骨折处有粉碎的骨块（图 2-2）。在深入研究该病例之前，让我们先简要回顾相关解剖知识。

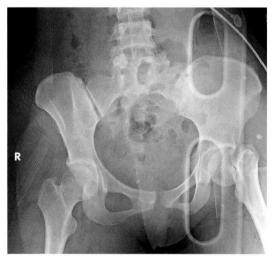

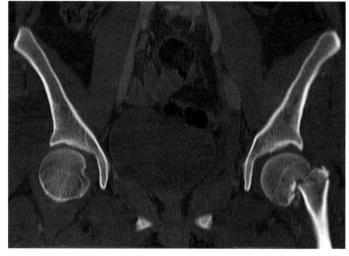

图 2-1　受伤骨盆的正位片　　　　　　图 2-2　CT 扫描冠状位图像显示移位和粉碎的股骨颈骨折

正常生理情况下哪些血管供应股骨头？

成人股骨头的主要供血动脉是旋股内侧动脉（MFCA）的深支[1-3]（图 2-3）。在一项基于 24 具尸体髋关节的解剖研究，Gautier 等人详细描述了 MFCA 终末支的走行[4]。囊外段的 MFCA 走形相对恒定。在股方肌的近端边缘有一个大转子分支，供应大转子的外侧，而 MFCA 的深支穿过闭孔外肌腱的后侧，迂曲走形于孖肌和闭孔内肌联合腱的上方，然后在上孖肌的水平穿过关节囊。进入关节囊后，该血管走行于股骨颈的后上方，分成几条颈升动脉（又称支持带动脉）。颈升动脉通过股骨颈部滑膜下供应股骨头。其中最大和最恒定的是上颈升动脉，它们在头/颈连接处进入骨，进一步分支，然后被称为骨骺动脉。其中，优势血管位于上颈部的后侧，Trueta 和 Harrison 最初将其称为骺外侧动脉[2]。这些分支沿着旧的骺板前行，并向关节面发出几个分支。Sevitt 和 Johnson 发现单独的上颈升动脉几乎可以完全供应股骨头血供[1]。在最近的一项研究中，发现 MFCA 平均供应了 82% 的头部血运，包括负重圆顶[5]。

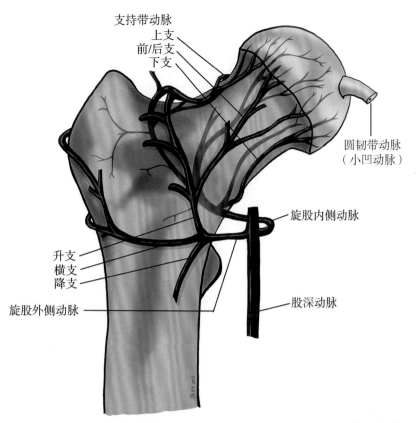

图 2-3　股骨近端的血管分布示意图（由 Louis A. Okafor 博士提供）

　　同样，其他血管也营养股骨近端。旋股外侧动脉（LFCA）供应头部的较小部分，约18％，还供应股骨颈前下方约一半的血供[5]。圆韧带中的血管对儿童生长中的骨骺端提供营养，但在成人股骨头血供中则不太重要，它们仅供应中心凹下方一小部分区域，如果主要供血中断，则不足以维持股骨头的存活[1, 2, 4, 6]。

　　在一项对20例尸体髋关节的研究中发现，旋股血管与臀上/下动脉在臀小肌和外旋肌之间的关节囊表面上有不同程度的吻合。事实上，在这20个标本中有2个不是MFCA动脉而是臀下动脉（IGA）为股骨头提供了主要的血液供应[7]。来自IGA和MFCA吻合的终末血管先通过髋关节囊后下方，再沿颈上段上行并终止于外侧骨骺血管[8]。因此，在某些个体中，IGA可能足以在骨折和MFCA损伤后营养保护股骨头。

　　股骨近端的血管随着年龄的增长而改变。在出生后的前18个月，LFCA和MFCA的分支穿过骺板灌注股骨头骨骺[9]。此后，股骨头骺板起屏障作用，将股骨颈的血管供应与骨骺分开，直至成年人的骨骺融合。MFCA有一个后内侧支，沿支持带反折走行，然后进入股骨头供应其内侧部分，而后上支沿股骨颈的支持带走行，穿透股骨头供应其前侧部分。在发育过程中，来自圆韧带的动脉供应头部相对较大的部分，从大约8岁开始逐渐增加，直到峰值时供应头部血运的20％，然后在成年早期逐渐减少[9,10]。

股骨头血供损伤的潜在后果是什么？

　　无论儿童还是成人，股骨头血管中断可导致缺血性坏死。缺血坏死病变过程以缺血、骨细胞死亡、微骨折、骨折附近的骨吸收、股骨头塌陷变平、负重面积减少、软骨侵蚀和最终继发的骨关节炎为特征。微骨折由日常活动引起，但由于血供受损而无法愈合，并可能随着时间的推移发展为软骨下骨折。早在出现任何软骨磨损之前，该过程就可能会导致髋关节、膝关节或大腿明显疼痛。股骨头缺血坏死有多种病因，通常分为创伤性和非创伤性两类。股骨颈骨折是股骨头缺血坏死最常见的创伤性病因[11]。

病例续析

入院当天，经初步复苏后，患者被评估生命体征稳定，可接受大约 1～1.5 小时的手术。

当天应该做什么处理？

对于多发创伤的年轻患者，最初的治疗目标包括挽救生命、避免多器官功能衰竭、稳定骨折以及将感染和深静脉血栓形成脱落等并发症降至最低。维持或恢复股骨头原有的血供同样重要。损伤控制的骨科手术是对处于监护状态的患者进行短时间的手术，目的是在尽可能减少风险的情况下获得尽可能多的手术益处。最终手术将推迟到患者病情更加稳定后进行。

该患者股骨远端开放性骨折、股骨颈移位骨折。决定对开放性股骨骨折进行清创，以最大限度地降低感染风险，并对股骨远端骨折进行跨膝关节外支架固定，以减轻疼痛和软组织挤压，并避免不稳定股骨骨折相关的呼吸并发症。患者随后被送往 ICU 接受治疗。股骨颈骨折的固定也被认为需要高度优先处理，但患者入院当天病情不稳定，无法承受股骨颈骨折手术和潜在失血。全面考虑风险和获益，为了患者的最佳利益决定延期行股骨颈骨折手术。

第二天，术后在 ICU 进一步复苏后，患者病情稳定，足以在伤后约 26 小时返回手术室接受进一步治疗。

股骨颈骨折延迟复位固定会带来什么后果？

股骨颈骨折是否需要急诊复位固定长期以来一直存在争议。直到最近，该手术才被视为一种急诊手术，多项研究证实早期治疗有助于降低骨不连和缺血性坏死风险[12-14]。其基本原理是，在血管未闭合的情况下迅速复位并释放囊内压，可在骨细胞死亡发生前恢复股骨头的血供，从而改善预后。然而，多项临床研究并不支持这一结论。Haidukewych 等人对 83 例年龄在 15～50 岁之间的股骨颈骨折患者进行了系列研究，结果显示，在受伤后 24 小时内接受治疗的患者与 24 小时后接受治疗的患者之间，股骨头坏死的发生率没有显著差异[15]。同样，Razik 等人在 92 例 60 岁以下患者中，比较了伤后至手术间隔时间从小于 6 小时到大于 48 小时的多组患者，发现术前时间增加与骨坏死率之间没有关系[16]。在一个对七项研究的荟萃分析中，Papakostidis 等人从时间上考察了四个不同的组：损伤后小于和大于 6 小时、损伤后小于和大于 12 小时、损伤后小于和大于 24 小时、损伤后小于 6 小时和大于 24 小时。在这些比较中，尽管延迟超过 24 小时确实导致较高的不愈合率，但是早期固定没有达到较低的缺血坏死率[17]。更极端的比较是，Araujo 等人比较了受伤后 7 天内和 7 天之后接受治疗的股骨颈骨折患者，发现缺血坏死率无差异[18]。

其他哪些因素会导致患者愈后变差？

高能量损伤与股骨颈骨折固定后的并发症有关，包括缺血性坏死、骨不连、内固定失效和需要翻修手术[15]。我们的患者在一场高速的机动车碰撞中受伤，当然这属于高能量损伤。该外伤导致患者股骨颈骨折同时伴同侧肢体发生ⅢA度开放粉碎性股骨远端关节内骨折。仔细观察股骨颈骨折，其初始移位很可能会破坏股骨头的主要血液供应。患者的股骨颈骨折为移位和粉碎性骨折，符合高能量损伤机制，这将使颈升动脉或股骨颈上行动脉以及滑膜下血管网受到损伤，这些血管是骨骺动脉群的主要组成部分。Haidukewych 等人研究发现移位型股骨颈骨折的股骨头缺血坏死率为 27％，而非移位骨折的缺血坏死率为 14％。Min 和 Kim 观察了 1990—2005 年间的 163 例股骨颈骨折在切开复位内固定后的骨坏死率。他们发现骨折的初始移位和复位质量是与股骨头缺血坏死相关的最重要因素[19]。Dargan 等人对 97 例年龄＜65 岁的患者进行了研究，采用动力髋螺钉治疗股骨颈骨折，同样发现初始移位是再次行关节置换手术的一个重要因素[20]。Spence 等人在一组 70 例年龄为 1～18 岁的儿童股骨颈骨折患者（我们的患者刚刚处于这个年龄段的上限或者刚好超过）中，骨折移位是缺血坏死的主要原因之一，其发生率为 29%[21]。同样，Wang 等人在一项对 166 例患者的回顾性研究中，探讨了切开复位内固定治疗的股骨颈骨折患者中引起股骨头缺血性坏死的因素，发现骨折移位程度，即 Garden 分型，与股骨头缺血性坏死的发生相关[22]。

具体就粉碎的股骨颈骨折而言，后方粉碎性骨折是骨折预后不良的主要因素。这个患者的骨折近乎完全粉碎，包括后方皮质。Upadhyay 等人在一项纳入 92 例 15～50 岁股骨颈骨折患者，比较切开复位与闭合复位的研究中发现，21 例股骨颈后方粉碎骨折的患者中有 13 例出现缺血性坏死，通过多变量分析，这与没有粉碎性骨折的患者相比有显著差异[23]。之前提到的 Dargan 等人的研究注意到了初始移位和骨坏死的相关性，也注意到了后部粉碎与最终行关节置换术增加有关。尽管未明确讨论关节置换术的适应证，但在他们的研究中出现缺血坏死的 28 例患者中，最终有 17 例接受髋关节置换术。

许多外科医生，尤其是创伤骨科医生，强烈地认为这些股骨颈骨折必须采用直接切开复位手术治疗。然而，目前尚不清楚行切开复位是否能降低缺血性坏死或其他并发症（如骨不连、固定失败或需要进一步手术翻修）的发生率。事实上，手术暴露引起的骨折潜在的血供破坏可能导致缺血坏死和骨不连发生率增加。Upadhyay 等人发现切开复位与否，缺血坏死或骨不连的发生率无差异[23]。在一项综述中，Ghayoumi 等人观察了股骨颈骨折闭合复位或切开复位治疗的两组患者的缺血坏死、不愈合和感染发生率。他们不仅没有发现切开复位能改善缺血坏死或不愈合率，反而发现切开复位组的不愈合和缺血性坏死率略高，尽管不具有统计学意义[24]。此外，在切开复位的病例中，深部感染率明显较高。我们的患者接受了闭合复位治疗，没有直视下观察骨折。决定采用闭合复位法而放弃切开（在我们机构中更常见）主要是由于术前影像（平片和 CT 扫描）上观察到的粉碎程度，这表明可能无法获得满意并且高质量复位，如果进行开放复位，其潜在生物学成本得不偿失。受限于患者全身状况不佳，长时间手术不太可能，另外通过闭合复位也可达到可接受的程度，所以我们决定闭合复位。

然而，切开复位对许多外科医生来说仍然极具吸引力，因为切开复位提供了直视下操作和复位骨折的机会，使外科医生更有信心获得解剖复位或高质量复位。必须强调的是，唯一与非老年股骨颈骨折预后密切相关的技术因素是复位的质量。高质量复位提供的潜在结构完整性和稳定性似乎更有利于骨愈合，直观上相较于不良复位，更容易维持复位。

采用 Haidukewych、Hoshino 等人提出的标准，对 62 例年龄在 16～60 岁之间的移位型股骨颈骨折患者的复位质量进行了分级。失败被定义为通过手术治疗的骨缺血坏死或骨不连。83% 的患者达到了良好至优秀的复位，失败率 25%，而一般至差的复位与 55% 的失败率相关[14, 25]。复位质量可能受手术入路的影响：Lichstein 研究显示，与 Watson-Jones（前外侧）入路相比，Smith-Peterson（前侧）入路可提供更好的颈部暴露，尤其是内侧[26]。不考虑其他技术因素，多项研究显示复位不良会影响缺血性坏死、不愈合、固定失败和需要再次手术（包括转换为关节置换术）的发生率[14, 23, 25, 27]。基于其对股骨颈骨折的钻研和手术量，尽管尚未在文献中报道，外科医生的治疗经验也可能与复位质量相关。

此时，患者左股骨颈粉碎性骨折接受了闭合复位内固定手术。

选择内固定材料时应考虑哪些因素？

有多种植入物可用于固定股骨颈骨折，但对最佳选择尚无共识。股骨颈骨折固定中最常用的植入物是空心螺钉和动力髋螺钉（SHS）。FAITH（使用替代植入物固定治疗髋部骨折）试验随访了 1 000 多名随机分配接受空心螺钉固定或动力髋螺钉固定的患者。总体而言，该试验显示植入物之间的愈合率无差异，尽管动力髋螺钉患者的缺血坏死风险增加。然而，在更详细的分析中，确实显示动力髋螺钉可能实际上是特定病例（特别是基底部骨折、移位性骨折和吸烟者）的更好选择（并发症更少）[28]。

FAITH 研究人群主要为 70～80 岁的患者，其中 60% 为女性，均为低能量暴力导致、单发的、无移位的或轻度移位的股骨颈骨折患者。60 岁以下的股骨颈骨折患者通常是一种完全不同的损伤（可能是高能量、移位、对恢复和功能的要求更高）。因此，将 FAITH 研究结果外推至能量损伤较高的年轻患者时应谨慎。

在 FAITH 研究中，动力髋螺钉的一个缺点是与空心螺钉固定相比，股骨头缺血坏死率增加（9%：5%）。动力髋螺钉和空心螺钉研究组之间的缺血坏死率差异引起了人们的关注，特别是如果植入物的位置不是最佳位置，像动力髋螺钉这样的较大植入物可能会去除更多的骨量并影响股骨头的血液供应。对于较小的患者（如本病例中的患者），较大的植入物也可能更危险，尽管迄今为止没有证据支持文献中的这一论点。

头髓内钉很少单独用于股骨颈骨折。它们偶尔用于伴有同侧骨干骨折的情况。然而，即使在这些情况下，单一植入物去解决两处不同的骨折是否是最好的选择仍然是个问题[29]。头髓内钉的技术挑战是获得股骨颈的高质量复位，并在插入髓内钉和滑动螺钉期间保持复位。先复位并稳定股骨颈骨折，然后用另外的植入物（髓内钉或接骨板）复位并稳定股骨干骨折，这更容易、更安全。在这种情况下，优先考虑股骨颈骨折的治疗至关重要。然而，在这种情况下，向动力髋螺钉中添加独立的空心螺钉已被证明可减少位移并增加强度[30]。

外科医生使用动力髋螺钉和附加的 7.0 mm 部分螺纹空心螺钉治疗该骨折。在权衡了各种方案、风险和效益后，决定不进行开放式复位，基于三个主要因素：采用闭合操作实现了很好的复位；患者的整体状况是脆弱的；术前影像显示严重粉碎（图 2-4），这将使切开复位不太可能是有益的。图 2-5 显示了通过侧方入路置入内固定以及术后即刻的正侧位片。

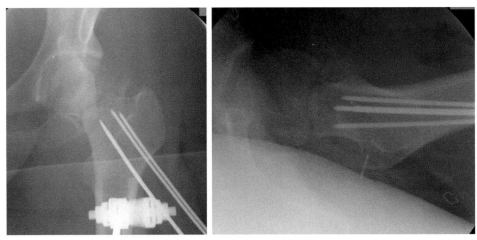

图 2-4　最终闭合复位后临时固定。注意股骨颈前部、后部、上部和下部的粉碎

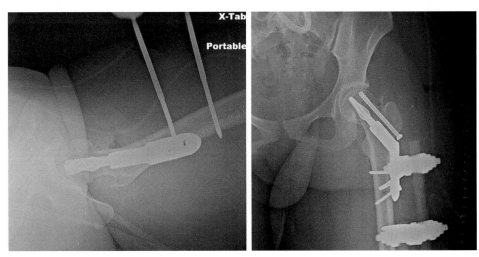

图 2-5　最终术中图像。由于股骨远端骨折尚未处理，跨膝外固定架仍保持原位

是否应该进行髋关节囊切开减压？

此患者未进行关节囊切开术。有理论认为，创伤后关节积血与中断的髓内和滑膜下静脉引流相结合可以产生填塞效应，即使在血管系统完好的情况下也会阻断灌注[31]。已有令人信服的动物研究表明，囊内压力增加可阻断供应股骨头的血管[31]。已研究证实人类股骨颈骨折后髋关节囊内压力也升高，尽管尚不清楚绝对压力或与舒张压的压差达到多少有临床意义，且临床研究未显示是否进行关节囊切开术结果有差异[21, 33, 34]。经验丰富的外科医生已经证明，通过外侧入路进行经皮关节囊切开术是有效和安全的[35]。然而，一项大型调查显示，大多数（80%～90%）骨科创伤学家并未常规进行关节囊切开术或抽吸骨折血肿[36]。因此，可以考虑关节囊切开术，但迄今为止的临床证据尚未显示出具有统计学意义的益处。

入院第 5 天、股骨颈骨折术后第 4 天，患者接受了左股骨远端骨折切开复位内固定术，并拆除了跨膝外固定支架。在股骨远端固定 48 小时后，当患者手术切口无渗血时，便可以开始髋和膝的运动。患者左下肢保持非负重状态达 12 周。固定后 6 周和 12 周的 X 线片显示，骨折逐渐愈合，股骨颈轻度短缩。术后 6 个月随访时拍摄的 X 线片见图 2-6，显示股骨颈骨折愈合。

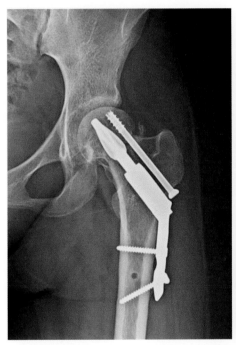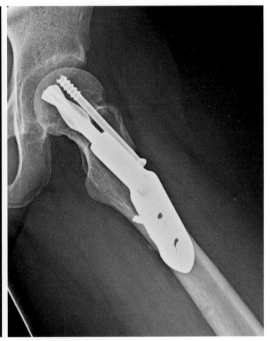

图 2-6　术后 6 个月，骨折已经愈合

由于股骨远端骨折延迟愈合和左膝伸直挛缩导致患者在术后 11 个月重返手术室，进行骨移植、粘连松解术、股四头肌成形术和膝关节松解。在接下来的 2 个月内，患者的股骨远端骨折逐渐愈合，但患者的膝关节伸直挛缩复发，患者在第一次手术后 13 个月回到手术室，在膝关节麻醉下进行了再次手术。在第一年的康复期间，由于膝关节疼痛和僵硬，患者从未完全负重，患者伤后一年还在使用单拐。就诊时患者未诉有任何髋部疼痛，且当时通过影像学观察到股骨颈骨折愈合。

股骨颈骨折术后 18 个月的常规随访时，患者诉腹股沟疼痛，负重时加重。患者一直很好，在没有辅助设备的情况下行走，甚至慢跑。当时的 X 线片上可见股骨头坏死伴软骨下塌陷，见图 2-7。

3 周后，患者接受了左侧髋关节植入物取出和 MRI 检查，以确定骨坏死的程度。在取出滑动髋螺钉和空心螺钉后，到受伤后的 21 个月，她的腹股沟疼痛加重，并开始出现活动受限。

图 2-8 所示的骨坏死范围太广，不宜采取截骨或其他保头措施。患者在受伤后约 2 年接受了全髋关节置换术，见图 2-9。全髋关节置换术后一年，患者无髋关节疼痛、无步态异常。

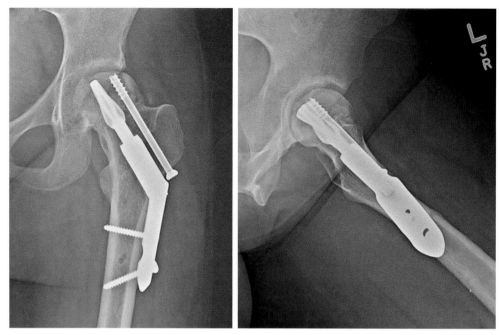

图 2-7　术后约 18 个月随访时发现股骨头缺血坏死伴塌陷。在拍摄该 X 线片后的几周取出了植入物

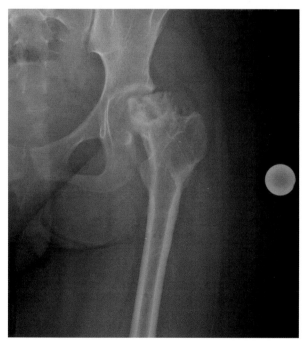

图 2-8　术后 21 个月出现终末期股骨头缺血坏死

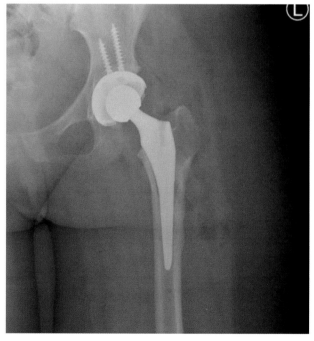

图 2-9　受伤后约 2 年行全髋关节置换术

小　结

　　在非老年人群中，股骨颈骨折相对少见，但通常是高能量暴力导致的严重损伤。治疗的目标是解剖复位和稳定内固定，以尽可能挽救一个存活的股骨头。高能量机制导致的股骨颈骨折，伴有明显的初始移位和粉碎（尤其是在后方），发生 AVN、骨不连合需要二次手术（包括转换为关节置换术）的风险更大。在许多情况下，股骨头的命运可能从损伤当时就注定了。在该病例中，导致骨折移位和粉碎的高能量损伤是导致股骨头坏死发生的主要因素。因为首要保证患者生命体征的复苏，所以延迟了股骨颈骨折

的复位和稳定。基于最佳最好的文献，从受伤到手术的延迟稍大于 24 小时似乎不可能对患者的最终结果有显著影响。

对于许多股骨颈骨折而言，切开复位具有直视和直接操作骨折碎片的机会，并可以通过直视而不是透视来确定复位的解剖结构，这可能具有很大的价值。很明显，未能获得高质量复位易使患者发生缺血性坏死、不愈合、固定失败和需要进一步手术治疗的比率升高[14, 25, 26, 29]。至于固定材料的选择是否与骨坏死的发生有关，证据尚不清楚。尽管 FAITH 试验显示动力髋螺钉会导致更多的骨坏死，但也表明其是治疗移位性骨折的更好方法。此外，FAITH 试验研究人群大多数为老年人这与我们的年轻患者有很大不同。综上所述，动力髋螺钉导致更多缺血坏死的原因之一可能是，与较小的 7.0 mm 空心螺钉相比，较大的植入物取出了更多的股骨颈和头的骨量，并可能破坏更多的血供。由于我们的病例是一名身材娇小的年轻女性，内植物的大小可能是该患者发生骨坏死的一个因素。也就是说，由一名经验丰富、培训合格的骨科创伤医生进行高质量的复位，并且选择合适的植入物，可能会给她带来更好的预后。

最后，值得注意的是，缺血性坏死的表现常出现较晚。骨折愈合后，甚至在受伤后 1 年以上，出现股骨头坏死的情况并不常见，如该患者的情况。在他们的系列报道中，Min 和 Kim 描述了平均伤后近 19 个月才诊断缺血性坏死[19]。在另一个随访中位时间为 8 年的非老年髋关节骨折病例中，每 7 例股骨颈骨折患者中就有 1 例转换为全髋关节置换术，转换的中位时间为 2 年[37]。即使是那些顺利愈合的患者，也要谨慎地对其进行 2 年或者更长的临床随访和放射检查，比传统的骨科创伤患者更长。

致谢：感谢 Dr. Louis A. Okafor 博士提供图 2 - 3。

〔肖成伟　译〕

参考文献

［1］　Sevitt S, Thompson RG. The distribution and anastomoses of arteries suppling the head and neck of the femur. J Bone Joint Surg Br. 1965;47:560 - 73.

［2］　Trueta J, Harrison MH. The normal vascular anatomy of the femoral head in adult man. J Bone Joint Surg Br. 1953; 35 - b(3):442 - 61.

［3］　Judet J, Judet R, Lagrange J, Dunoyer J. A study of the arterial vascularization of the femoral neck in the adult. J Bone Joint Surg Am. 1955;37 - a(4):663 - 80.

［4］　Gautier E, Ganz K, Krugel N, Gill T, Ganz R. Anatomy of the medial femoral circumflex artery and its surgical implications. J Bone Joint Surg Br. 2000;82(5):679 - 83.

［5］　Dewar DC, Lazaro LE, Klinger CE, et al. The relative contribution of the medial and lateral femoral circumflex arteries to the vascularity of the head and neck of the femur: a quantitative MRI-based assessment. Bone Joint J. 2016;98 - b(12):1582 - 8.

［6］　Kalhor M, Horowitz K, Gharehdaghi J, Beck M, Ganz R. Anatomic variations in femoral head circulation. Hip Int. 2012;22(3):307 - 12.

［7］　Kalhor M, Beck M, Huff TW, Ganz R. Capsular and pericapsular contributions to acetabular and femoral head perfusion. J Bone Joint Surg Am. 2009;91(2):409 - 18.

［8］　Grose AW, Gardner MJ, Sussmann PS, Helfet DL, Lorich DG. The surgical anatomy of the blood supply to the femoral head: description of the anastomosis between the medial femoral circumflex and inferior gluteal arteries at the hip. J Bone Joint Surg Br. 2008;90(10):1298 - 303.

［9］　Trueta J. The normal vascular anatomy of the human femoral head during growth. J Bone Joint Surg Br. 1957;39 - b (2):358 - 94.

［10］　Ogden JA. Changing patterns of proximal femoral vascularity. J Bone Joint Surg Am. 1974;56(5):941 - 50.

［11］　Guerado E, Caso E. The physiopathology of avascular necrosis of the femoral head: an update. Injury. 2016;47 (Suppl 6):S16 - s26.

[12] Jain R, Koo M, Kreder HJ, Schemitsch EH, Davey JR, Mahomed NN. Comparison of early and delayed fixation of subcapital hip fractures in patients sixty years of age or less. J Bone Joint Surg Am. 2002;84(9):1605 - 12.

[13] Manninger J, Kazar G, Fekete G, et al. Significance of urgent (within 6h) internal fixation in the management of fractures of the neck of the femur. Injury. 1989;20(2):101 - 5.

[14] Szita J, Cserhati P, Bosch U, Manninger J, Bodzay T, Fekete K. Intracapsular femoral neck fractures: the importance of early reduction and stable osteosynthesis. Injury. 2002;33(Suppl 3):C41 - 6.

[15] Haidukewych GJ, Rothwell WS, Jacofsky DJ, Torchia ME, Berry DJ. Operative treatment of femoral neck fractures in patients between the ages of fifteen and fifty years. J Bone Joint Surg Am. 2004;86(8):1711 - 6.

[16] Razik F, Alexopoulos AS, El-Osta B, et al. Time to internal fixation of femoral neck fractures in patients under sixty years-does this matter in the development of osteonecrosis of femoral head? Int Orthop. 2012;36(10):2127 - 32.

[17] Papakostidis C, Panagiotopoulos A, Piccioli A, Giannoudis PV. Timing of internal fixation of femoral neck fractures. A systematic review and metaanalysis of the final outcome. Injury. 2015;46(3):459 - 66.

[18] Araujo TP, Guimaraes TM, Andrade-Silva FB, Kojima KE, Silva JS. Influence of time to surgery on the incidence of complications in femoral neck fracture treated with cannulated screws. Injury. 2014;45(Suppl 5):S36 - 9.

[19] Min BW, Kim SJ. Avascular necrosis of the femoral head after osteosynthesis of femoral neck fracture. Orthopedics. 2011;34(5):349.

[20] Dargan DP, Callachand F, Diamond OJ, Connolly CK. Three-year outcomes of intracapsular femoral neck fractures fixed with sliding hip screws in adults aged under sixty-five years. Injury. 2016;47(11):2495 - 500.

[21] Spence D, DiMauro JP, Miller PE, Glotzbecker MP, Hedequist DJ, Shore BJ. Osteonecrosis after femoral neck fractures in children and adolescents: analysis of risk factors. J Pediatr Orthop. 2016;36(2):111 - 6.

[22] Wang T, Sun JY, Zha GC, Jiang T, You ZJ, Yuan DJ. Analysis of risk factors for femoral head necrosis after internal fixation in femoral neck fractures. Orthopedics. 2014;37(12):e1117 - 23.

[23] Upadhyay A, Jain P, Mishra P, Maini L, Gautum VK, Dhaon BK. Delayed internal fixation of fractures of the neck of the femur in young adults. A prospective, randomised study comparing closed and open reduction. J Bone Joint Surg Br. 2004;86(7):1035 - 40.

[24] Ghayoumi P, Kandemir U, Morshed S. Evidence based update: open versus closed reduction. Injury. 2015;46(3):467 - 73.

[25] Hoshino CM, Christian MW, O'Toole RV, Manson TT. Fixation of displaced femoral neck fractures in young adults: fixed-angle devices or Pauwel screws? Injury. 2016;47(8):1676 - 84.

[26] Lichstein PM, Kleimeyer JP, Githens M, et al. Does the Watson-Jones or modified smith-Petersen approach provide superior exposure for femoral neck fracture fixation? Clin Orthop Relat Res. 2018;476(7):1468 - 76.

[27] Gardner S, Weaver MJ, Jerabek S, Rodriguez E, Vrahas M, Harris M. Predictors of early failure in young patients with displaced femoral neck fractures. J Orthop. 2015;12(2):75 - 80.

[28] Fixation using Alternative Implants for the Treatment of Hip fractures (FAITH) Investigators. Fracture fixation in the operative management of hip fractures (FAITH): an international, multicentre, randomised controlled trial. Lancet. 2017;389(10078):1519 - 27.

[29] Boulton CL, Pollak AN. Special topic: ipsilateral femoral neck and shaft fractures—does evidence give us the answer? Injury. 2015;46(3):478 - 83.

[30] Panteli M, Rodham P, Giannoudis PV. Biomechanical rationale for implant choices in femoral neck fracture fixation in the non-elderly. Injury. 2015;46(3):445 - 52.

[31] Maruenda JI, Barrios C, Gomar-Sancho F. Intracapsular hip pressure after femoral neck fracture. Clin Orthop Relat Res. 1997;340:172 - 80.

[32] Swiontkowski MF, Tepic S, Perren SM, Moor R, Ganz R, Rahn BA. Laser Doppler flowmetry for bone blood flow measurement: correlation with microsphere estimates and evaluation of the effect of intracapsular pressure on femoral head blood flow. J Orthop Res. 1986;4(3):362 - 71.

[33] Bonnaire F, Schaefer DJ, Kuner EH. Hemarthrosis and hip joint pressure in femoral neck fractures. Clin Orthop Relat Res. 1998;353:148 - 55.

［34］ Triplet JJ，Sullivan B，Taylor BC. The influence of capsulotomy for Intracapsular hip fractures. J Long-Term Eff Med Implants. 2018;28(3):187 - 92.

［35］ Christal AA，Taitsman LA，Dunbar RP Jr，Krieg JC，Nork SE. Fluoroscopically guided hip capsulotomy: effective or not? A cadaveric study. J Orthop Trauma. 2011;25(4):214 - 7.

［36］ Kakar S，Tornetta P 3rd，Schemitsch EH，et al. Technical considerations in the operative management of femoral neck fractures in elderly patients: a multinational survey. J Trauma. 2007;63(3):641 - 6.

［37］ Stockton DJ，O'Hara LM，O'Hara NN，Lefaivre KA，O'Brien PJ，Slobogean GP. High rate of reoperation and conversion to total hip arthroplasty after internal fixation of young femoral neck fractures: a population-based study of 796 patients. Acta Orthop. 2019;90(1):21 - 5.

第三章　　年轻患者移位股骨颈骨折的治疗技术

　　年轻患者的移位股骨颈骨折首选手术复位及内固定治疗。假设你接诊一名股骨颈骨折患者，其骨折断端移位，但不伴其他损伤（图 3-1）。

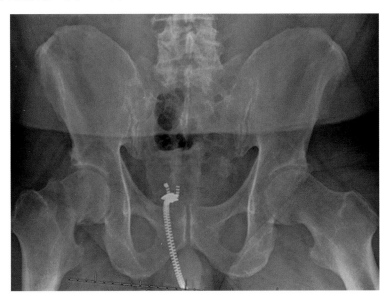

图 3-1　骨盆正位 X 线片示右股骨颈骨折，断端移位

如何定义"年轻"患者？

　　"年轻患者"的定义需综合多重因素。核心问题在于，对于"年轻"患者，医生务必综合考虑其年龄、活动能力、全身健康状况和预期寿命，提出最佳治疗方案，以尽可能保住股骨头。决定行内固定手术前，术者要有充足的准备接受其相关风险，如股骨头缺血坏死、骨折不愈合和内置物相关并发症[1-3]；同时还要求患者足够健康，并愿意在术后 3 个月内限制负重。与关节置换相比，移位的股骨颈骨折复位内固定术后的再手术率更高[3,4]。当然，术者也必须权衡关节置换术的利弊，其并发症包括假体松动、术中和术后股骨骨折、感染等。通常认为 65 岁或以下的健康、认知功能正常的患者是"年轻"的，但还要兼顾术者自身的经验技能[5-12]。

　　总之，医生必须充分权衡各治疗方案的利弊，并在确定最终方案之前与患者充分沟通。需要反复强调的是，任何方案都存在风险。

除外手术技术因素，你治疗患者的目标是什么？

　　无痛的髋关节是负重和运动的前提，是保障良好生活质量的基础。因此，为患者提供功能良好且舒适的髋关节，并在有生之年获得最优化的运动功能是治疗的最终目标。

　　及时准确诊断股骨颈骨折至关重要[13]。如第一章所述，外伤患者应在就诊时拍摄骨盆正位 X 线片，如果其结果为阴性，但患者有髋部损伤的症状体征，则应再行髋关节正侧位 X 线检查，或行 CT 平扫。MRI 检查有助于发现隐匿的股骨颈骨折，但大多数创伤中心不具备急诊 MRI 检查的条件。而 CT 检查可以更快完成，且对诊断隐匿性股骨颈骨折足够有效。

确诊后，需要切开复位内固定的移位股骨颈骨折务必安排急诊手术，任何延误都不被允许[14-16]。如果所在医院不具备行急诊骨科手术的条件，应果断让患者转院。如第二章所述，手术时机对股骨头缺血坏死的影响尚不明确[17, 18]，但超过 24 小时手术将导致较高的骨不愈合率[19]。

外科医生应具备阅读 X 线片和 CT 的能力，阅片后，如指征明确，需尽快召集团队准备手术。实践中，紧急或急诊手术常被拖延，或是因患者排队等待检查和报告，或是因急诊一线缺少骨科医生。

术前由整个创伤团队对患者进行综合评估至关重要，以排除或及时诊治比股骨颈骨折更紧急的损伤，如颅脑损伤、严重的肝脾破裂或胸部损伤。同样，术前对伴发的其他问题，如血流动力学不稳定、低体温或高凝状态也须妥善处理[20]。

术前可以对骨折做哪些处理？

应尽量让患者感到舒适。髋关节应适度屈曲和轻微内旋，以减轻关节囊的张力并降低关节内压力[21]，这可能还有助于改善股骨头血供。尚未证实术前牵引有益，故不应使用。

床旁闭合复位：除了调整患者姿势以减轻关节囊张力、降低关节腔内压力外，不应进行其他任何针对骨折的操作。术前尝试对移位的股骨颈骨折进行手法复位不仅无益，反而可能有害。这会加重疼痛、耽误手术，不太可能改善股骨头血供，而即使成功复位也难以维持。因此，我们不建议床旁闭合复位。但是，如果患者有手术禁忌证，如血流动力学不稳、凝血功能障碍，或合并严重颅脑损伤等其他需要优先处理的创伤，无法早期行股骨颈骨折手术，则可以考虑临时闭合复位。

术前工作的重点在于尽快完善术前评估和准备，及时将患者送入手术室，以便对移位的股骨颈骨折进行恰当复位和稳定固定[14, 22, 23]。

对移位的股骨颈骨折，如何闭合复位？

在手术室，患者应平卧在便于透视的牵引床上。由麻醉团队使用药物松弛肌肉，并控制性降压（平均动脉压在 70～80 mmHg 范围内）以减少出血。

复位之前，先行股骨颈正侧位透视以了解骨折的初始位置。骨折短缩移位通常因肌肉牵拉导致，可以通过纵向牵引纠正（图 3-2）。如果侧位 X 线片显示断端前后移位，则单纯依靠牵引难以复位。如果移位严重，则应考虑切开复位。

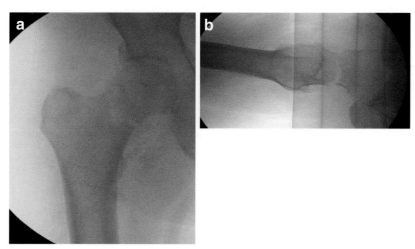

图 3-2 术中正位（a）和侧位（b）透视显示，纵向牵引复位骨折

Leadbetter、Deyerle 或 Whitman 已报道基本的复位步骤。Leadbetter 的方法为：屈曲、外展髋关节，增加牵引的同时逐渐伸直髋关节，最后在下肢中立位内旋。这种操作可解除骨折断端交锁，然后通过折顶复位。不通过类似的操作解除交锁，单纯依靠纵向牵引，通常难以成功。也有几种其他方法报道，大多是先屈曲髋关节，然后逐渐伸直的同时内旋（图 3-3）。

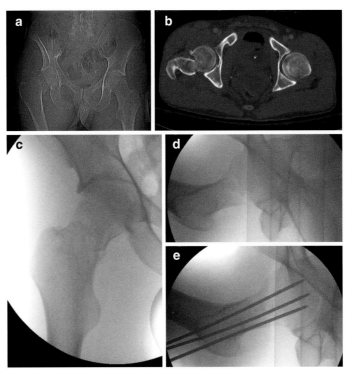

图 3 - 3　骨盆正位 X 线片（a）显示移位的股骨颈骨折。CT 平扫（b）显示骨折远端向后移位。在手术室进行 Leadbetter 复位后，正位（c）和侧位（d）透视显示移位明显纠正，可以在导针穿过骨折断端之前通过旋转肢体进一步"调整"（e）

一旦复位操作结束，助手应维持肢体姿势，或将牵引架固定，然后再次透视。虽然目前"可接受"的复位还缺乏具体标准，但仍要尽可能追求"完美"。如果复位看起来不"完美"，则应采取其他措施来纠正。例如，如果骨折远端向后移位，可以使用各种类型的支撑架将大腿近端向前推顶；如果骨折短缩移位，则可以通过调节牵引架增加牵引力。

成角畸形，通常可通过牵引状态下旋转下肢来矫正。必须注意的是，反复操作会降低骨折断端的稳定性，且可能对骨折断端和周围软组织造成损伤（Su Injury 2011）。因此，应正确判断、精准操作，避免反复操作造成额外损害。

骨折复位质量为何如此重要？

所有大宗临床研究都证实，对于移位的股骨颈骨折，复位质量是决定预后的重要因素。这些研究可能存在选择偏倚：容易解剖复位的病例某些方面可能不同于难复位的病例（如低能量损伤），即使复位不完美，预后也会更好。然而，术者不应对低质量的复位妥协，如果尝试闭合复位两三次都没有获得解剖复位，须果断切开复位。

对于难以通过闭合方式复位的移位股骨颈骨折，Su 等人使用经皮克氏针来稳定股骨头，同时操纵股骨远端以实现复位[32]。术中可以触摸到股动脉的搏动，将克氏针自股动脉外侧 1.5～3 cm 处小心插入，从而避免血管损伤。他们报道的 25 例病例最终均顺利愈合，2 例（8%）发生缺血性坏死。但这些结果尚未经反复验证，此技术也难用于复位脱位的股骨头（图 3 - 4）。

如果闭合复位成功，该如何固定？

如果闭合或经皮复位成功，应将下肢固定在牵引架上，然后通过侧方切口进行骨折内固定。呈倒三角形的三枚空心螺钉置入是股骨颈骨折内固定金标准[28,33,34]（图 3 - 5）。应考虑有限切开或经皮切开髋关节囊，降低关节内压力，进而改善股骨头血供[35]（图 3 - 6）。尽管受伤当时关节囊可能已撕裂、关节

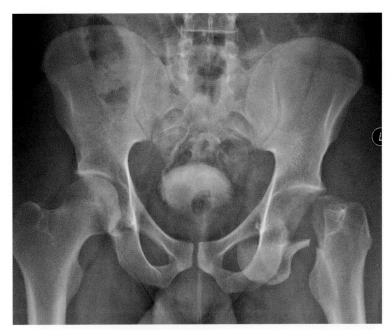

图 3.4　骨盆正位 X 线片示移位的股骨颈骨折伴髋关节脱位，闭合复位纯属徒劳

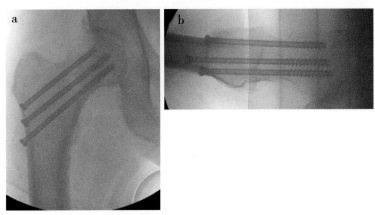

图 3-5　正位 (a) 和侧位 (b) 透视显示平行螺钉分布

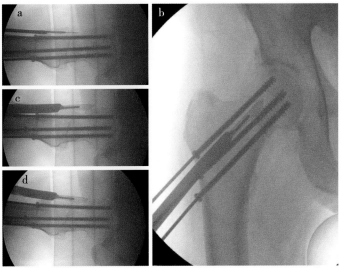

图 3-6　经皮关节囊切开术各步骤透视图像：侧位透视 (a) 确认手术刀位置；正位透视 (b) 上确认手术刀位置；侧位透视下 (c) 将手术刀旋转；刀刃紧抵关节囊和股骨颈向回退 (d)。注意，导针留在螺钉中有助于放置手术刀

内压力增高对股骨头血供影响不确定，大多患者不太可能从关节囊切开术中获益，但因其将使少数患者显著受益、且操作安全，建议对所有患者开展[36]。

少数医生直接对移位的股骨颈骨折进行切开复位内固定，以在直视下获得解剖复位。虽然追求解剖复位的精神令人钦佩，但增加额外损伤的代价是否值当还有待商榷，某些情况下，可能弊大于利[16, 18, 37-40]。需待大样本前瞻性随机对照研究来最终阐明这个难题。在此之前，如果可以获得满意的复位，闭合复位似乎更符合患者的最佳利益。

闭合复位不成功的原因有很多：断端交锁、软组织卡入、关节血肿紧张、患者肥胖、骨折严重旋转位移、股骨头脱位等[41]。重复一遍：如果闭合复位不能达到可接受的效果，那么外科医生必须进行切开复位。

移位股骨颈骨折选择什么入路切开复位？

体位：移位的股骨颈骨折患者应仰卧于可透射线手术床上。作者个人更偏好前入路，尽管对其他大多医生，前外侧入路同样简单适用，还可通过同一切口置入螺钉[42]。个人经验，通过前路切开复位并通过外侧微创切口进行固定比通过单个切口完成复位和固定更容易。但只要能实现手术目标，两种方法并无优劣之分。当使用两个入路时，采用多个微创切口分别置入固定螺钉还是使用同一个大切口置入所有螺钉取决于术者个人偏好。

Smith Peterson 前侧髂股入路位于髂前上棘和髌骨外侧连线的近端。沿着阔筋膜张肌（臀上神经）和缝匠肌（股神经）之间的神经平面进行分离，并在臀中肌（臀上神经）和股直肌（股神经）之间继续深入。大多情况下，需要将股直肌的反折头自髂前下棘处离断，以便显露。沿股骨颈前方纵向切开关节囊，然后在盂唇远端进行上外侧和下内侧延伸（T形），注意保护盂唇本身。切开的关节囊两边可用缝隙标记，便于最后缝合。一般情况下，骨折断端即可获得充分显露，但如果没有，则需进一步切开关节囊。T形切开关节囊远端（H形关节囊切开术）将提供足够的暴露，但应尽量避免这种操作，以保护上行的股骨颈血管。关节囊切开术的关键在于充分显露骨折断端的同时，尽可能少地破坏股骨头颈部的血供。

接下来，努力复位骨折。可将骨膜剥离子插入骨折断端，作为一个杠杆进行翘拨复位。务必将其前端插到后侧的皮质处，坚硬的皮质骨能承受更大的力。

如果使用骨膜剥离子翘拨复位无效，则可将 2.0 mm 克氏针钻入骨折两端，当作操纵杆来辅助复位。增加纵向牵引有助于复位。复位成功后，行前后位和侧位透视，如果确认复位效果令人满意，则可将空心螺钉或滑动髋螺钉的导针置入。经过透视下调整，确定导针均沿股骨颈轴线且相互平行后，可沿导针拧入空心螺钉：第一根导针放置在股骨颈正位像的下方和侧位像的中央；第二根导针放置在正位像的中央和侧位像的后方；第三根导针放置在前上方，并尽可能远离其他螺钉，在保证不穿出股骨颈或破坏颈中部骨质的基础上，使得螺钉之间的距离最大（图 3-5）。

如果使用克氏针和骨膜剥离子，均不能复位，那么增加牵引并插入薄的椎板撑开器来解除骨折断端交锁可能会有用。这种方法须在万不得已的情况下才尝试，因为椎板撑开器有可能损坏骨骼结构，从而影响复位质量和复位后断端的稳定。

一些骨折复位后难以保持稳定，可能原因包括：断端粉碎、松质骨压缩导致形状改变、斜形骨折或持续存在形变力。维持复位的第一步是使用克氏针临时固定，通过前方（复位）切口斜穿过骨折断端。如果骨折线方向特殊，难以使用克氏针固定，可平行于股骨颈放置一块小钢板，并使用短螺钉固定[41]。第三种方法是靠助手使用器械，如顶棒，持续维持复位，同时术者从外侧切口钻入导针。如果骨折复位良好但克氏针位置不佳，则该导针应留在原位，直到另一根克氏针放置满意，之后再将其拔除，以避免骨折再移位。

空心螺钉的最佳位置是什么？

作者更倾向将三颗空心螺钉以倒三角形分布、平行于股骨颈轴线放置。可以考虑使用四颗螺钉，尽管在三颗位置良好的螺钉的基础上，增加第四颗螺钉不一定能增强稳定性——或许第四颗螺钉对后壁粉碎的不稳定股骨颈骨折有益[40, 43]。我们认为三颗螺钉比两颗螺钉好，但螺钉的位置比数量更重要。第一颗螺钉应尽可能位于颈部下方，并在侧位 X 线片上位于颈部和股骨头的中间，以便它紧贴股骨颈下方的骨皮质和股骨距，阻止头向下方移位[31, 44]。股骨外侧皮质的螺钉进入点不应低于小转子水平，因为股骨外侧皮质上的拉应力在该水平远端显著增加，术后容易发生螺钉孔处骨折。此外，必须记住，股骨颈的轴线位于股骨干轴线的前方，因此平行于股骨颈轴线放置的螺钉将从股骨外侧皮质靠前的位置进入。尝试从股骨外侧皮质中央置入第一颗螺钉会导致螺钉尖端在颈部太靠后和/或在头部太靠前（图 3-7）。第二颗螺钉在正位透视图像上应在颈的中间，在侧位透视上应在颈的最后方，以便螺钉紧贴股骨颈后方皮质的内侧，防止股骨头向后移位。第三颗螺钉应置于股骨颈前上方，尽可能远离其他螺钉，以提供最大的移位阻力[45]。

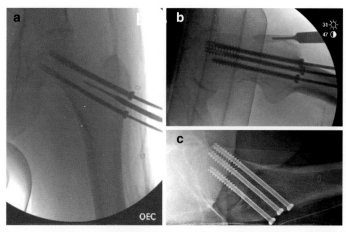

图 3-7　术中正位（a）和侧位（b）透视显示螺钉似乎位于股骨头和颈中。术后髋关节轻微外旋位 X 线片（c）显示螺钉斜穿过骨折断端，其中一颗螺钉穿入关节。这需要立即再次手术更换螺钉，并且本可以通过术中多角度透视来及时发现和避免

螺钉尖端应位于距软骨下骨 5～10 mm 处。需要多个角度反复透视确保螺钉不进入髋关节。一般难以通过透视判断前上方的螺钉尖端是否进入关节腔。为了获得与关节面相切的透视图，需要将下肢从牵引架上取出，将髋关节摆放在屈曲和旋转位。

通过拧紧螺钉对骨折断端加压[11]。使用垫圈是否有助于加压尚不明确，垫圈间接增加螺钉尾端与股骨外侧皮质的接触面积、避免增加拉力的时候螺钉陷入，但垫圈也会使螺钉尖端更容易穿出，进而引起术后刺激和疼痛[46]。作者认为，即使是活动量很少的患者，手术后短时间内，髋关节生理性力量也会使骨折断端进一步加压，其作用远大于螺钉所能达到和维持的加压作用，因此垫圈的作用有限。

一些医生主张使用全螺纹螺钉来防止术后股骨颈短缩，其通常先用部分螺纹螺钉对骨折加压，后更换为全螺纹螺钉。尚无有力证据支持这种技术的开展。如果使用这项技术，术后应密切随访患者，避免股骨颈短缩或不愈合时发生螺钉穿入关节。

滑动髋螺钉也可用于固定移位的股骨颈骨折[47]。全球多中心随机临床对照研究证实，对移位性骨折、股骨颈基底部骨折和吸烟者，滑动髋螺钉内固定术后再手术率较低[48]。其他小样本的研究也报道滑动髋螺钉的疗效好于空心螺钉[27, 49]。但使用滑动髋螺钉通常需要更大的外侧切口，股骨头缺血坏死风险也更高。必须强调使用滑动髋螺钉的几项技术要点：

1. 在正位和侧位 X 线片上，螺钉均应位于股骨头和颈的中心，其尖端距软骨下骨 5～10 mm[50]。

2. 螺钉必须能够在套筒中滑动，以避免切割。这需要使用短套筒的内置物，以确保骨折断端压缩时螺钉可在管内滑动（即螺纹不得接触管、管不能越过骨折线，长管更容易发生这两种情况）。

3. 在拧入拉力螺钉之前在颈部置入额外的导针或螺钉，有助于避免或限制拉力螺钉拧紧时引起的股骨头旋转。这些"抗旋转"螺钉或导针通常在固定可靠后移除，但部分螺纹、不侵犯软骨下骨并与拉力螺钉平行的抗旋转螺钉可以保留以增加固定强度[50,51]（图 3-8）。

确保复位和内置物位置满意后冲洗伤口，通常是不必要安引流管，使用可吸收缝线低张力缝合关节囊，并依次缝合筋膜、皮下组织和皮肤。

患者术后还需要哪些治疗?

术后必须限制患者活动，以尽量降低并发症的风险。患肢仅可轻微着地（即 10%～20%负重），这种情况下通过骨折的力比抬起脚不接触地时反而更小，如果患者要严格地"非负重"活动，这将是限制的标准。直腿抬高和对抗重力的外展练习同样会在骨折处施加极大的力，应在术后早期避免。虽然严格限制活动将导致患者肌肉萎缩，但这仅是一个临时问题，比骨折移位或不愈合更容易处理。

股骨颈缩短或内翻位愈合的患者功能较差，随后可能要进行的人工髋关节置换手术难度也随之增加[52]。初始后倾＞20°的骨折患者更有可能在 2 年后进行髋关节置换[53]。已有几项用于治疗移位的股骨颈骨折的创新技术被研发，其均是为了稳定骨折近端的位置、加强固定结构、和/或增加骨折愈合的生物学潜力。

近端股骨锁定钢板已被用于固定移位的股骨颈骨折，但效果充满争议。在生物力学实验室，股骨近端锁定钢板已被证实具有更

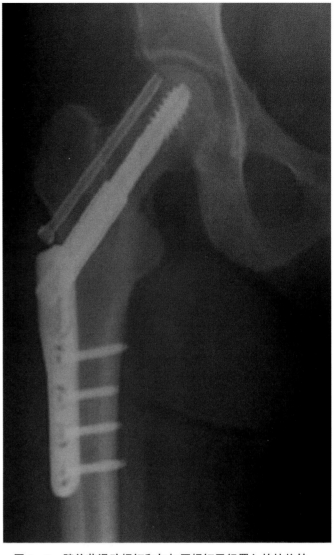

图 3-8　髋关节滑动螺钉和与加压螺钉平行置入的抗旋转螺钉治疗股骨颈基底部骨折术后正位 X 线图像

高的刚度[54]。一些文献报告的短期结果似乎比空心螺钉更好，而其研究则报告很高（41%）的失败率，作者认为这是由于该结构不允许骨折愈合所需要的微动[55,56]。

固定角度侧方钢板上的伸缩螺钉提供了一种折中方案，既可以抵抗内翻移位，又可以对断端加压——6 个月的随访，表现出良好的愈合率（95%）和较低的缺血性坏死率（5%）[57]。其他研究表明，动态锁定螺钉（Targon FN）与平行加压螺钉相比具有优势[58]。

Kalsbeek 等人报道使用动态锁定刀片板（dynamic locking blade plate，DLBP）固定 106 名年轻患者的移位股骨颈骨折。这种内置物在股骨头和股骨颈中所占的体积较小，能控制成角和旋转移位，但不能对骨折断端进行轴向加压。在 1 年的随访中，有 10.4%的缺血性坏死率、5.6%的不愈合率和 1.9%的内固定失效率。在推广这种内置物之前，需要进行更长时间的随访和对照研究[59,60]。

一些医生使用"Pauwels"螺钉：从大转子沿着垂直于骨折线的方向，拧入骨折近端的内侧距中，并在置入平行于股骨颈轴线的两三颗螺钉前将其拧紧，以对断端加压[22,61,62]。实验室中已经证明，更垂直的骨折更容易发生固定失败[63]。不幸的是，使用"Pauwels"螺钉治疗高能量股骨颈骨折的结果比使用滑动髋螺钉治疗的结果更差[64]。据推测，使用前内侧支撑钢板将提供更好的固定，并使这些垂直的Pauwels Ⅲ型骨折患者获得更好的疗效[65]，但目前没有足够的证据支持这一点。

最后，使用两三颗螺钉固定的基础上，将 10～11 mm 直径的同种异体腓骨棒沿股骨颈轴线居中放置到头颈中，可作为支撑防止骨折缩短，并有望与自身骨融合为一体。随访 1 年，可见良好的骨折愈合率（89%）和 86% 的腓骨融合率[66]。应该注意的是，在术后 12 个月时通过 MRI 检查发现这些患者中有 76% 发生部分缺血性坏死。在推广使用此方法前，需要进一步的临床研究和对无菌性坏死的长期随访。

因此，有多种内置物可供选择。内置物的选择应基于术者的熟悉程度。一些具有理论优势的新型内置物尚未证实具有真正的临床优势。

骨折愈合后应该如何处理？

一旦骨折愈合（成人通常需要 12 周），患者就可以开始负重和抗阻力肌肉力量训练。术后 3 个月股骨颈骨折患者普遍虚弱，负重活动不舒服，协调性不如伤前，平衡困难。因此，康复治疗还应包括步态训练，这通常从在使用拐杖或助行器情况下逐渐增加负重开始。一旦患者完全负重无不适，康复目标应调整为矫正步态、改善平衡、增强肌肉和提高耐力。

术后 2 周、6 周、12 周、6 个月、1 年和 2 年应拍摄 X 线片，以评估愈合情况并排除缺血性坏死。术后患者任何时候出现髋部、大腿或膝部的非创伤性急性不适，均应及时拍摄髋部 X 线片，甚至股骨近端的 MRI，以明确是否有股骨头缺血坏死。如果没有并发症，体力劳动者通常会在手术后 4～5 个月恢复到受伤前活动能力。

据报道，<70 岁患者的总体再手术率为 18%[67] ——与再手术相关的因素是螺钉内翻（螺钉与股骨干夹角<125°）、复位不良和螺钉进入关节内。

合并同侧股骨干骨折将如何影响移位股骨颈骨折的治疗？

同侧股骨颈骨折合并股骨干骨折的处理有几点注意事项。首先，与所有创伤一样，遵循 ATLS 指南，以确保遭受严重创伤并伴有严重并发症的患者的所有损伤都获得最佳治疗。接下来是及早诊断股骨颈骨折，以便及时治疗并将并发症的风险降至最低。此外，在治疗股骨干骨折时，避免导致未移位的股骨颈骨折移位。

为了防止未移位的股骨颈骨折移位，股骨颈骨折的复位和固定应优先于股骨干。一旦股骨颈骨折稳定，股骨干骨折的复位固定应使用钢板螺钉（图 3-9）、逆行髓内钉或顺行钉（尽管增加挑战，即在颈部有拉力螺钉的情况下安置髓内钉，并且不能使股骨颈骨折移位）。使用单一植入物（头髓钉）同时治疗两处骨折的结果好坏参半，这种技术在 60 岁以上且最终达不到解剖复位的患者中效果尤其糟糕[68,69]。

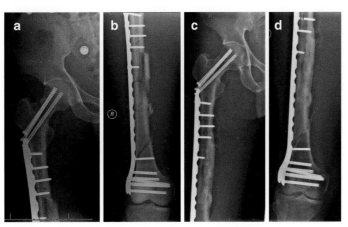

图 3-9　髋部（a）和股骨（b）正位 X 线片显示用空心螺钉和股骨远端锁定钢板治疗的股骨颈和多段股骨干骨折。两年后复查 X 线片（c, d）显示所有骨折均已愈合且无股骨头缺血坏死迹象

尽管大多数合并有同侧股骨干骨折的股骨颈骨折是垂直（即 Pauwels Ⅲ 型）骨折，但如果早期发现并适当治疗，愈合率高于、而缺血坏死率低于大多数单发股骨颈骨折[61]。一个可能的原因是，大部分外伤的能量通过股骨干骨折耗散，对股骨颈周围的组织损伤较轻。

〔廖　锋　译〕

参考文献

[1] Wang CT，et al. Suboptimal outcomes after closed reduction and internal fixation of displaced femoral neck fractures in middle-aged patients：is internal fixation adequate in this age group. BMC Musculoskelet Disord. 2018;19:190. https://doi.org/10.1186/s12891-018-2120-9.

[2] Donavan KM，Randell T，Brennan KL，Probe RA，Brennan ML. Treatment and displacement affect the reoperation rate for femoral neck fracture. Clin Orthop Relat Res. 2013;471:2691-702. https://doi.org/10.1007/s11999-013-3020-9.

[3] Lu-Yao GL，Keller RB，Littenberg B，Wennberg JE. Outcomes after displaced fractures of the femoral neck. A meta-analysis of one hundred and six published reports. J Bone Joint Surg Am. 1994;76(1):15-25. https://doi.org/10.2106/00004623-199401000-00003.

[4] Chammout GK，Mukka SS，Carlsson T，Neander GF，Stark AW，Skoldenberg OG. Total hip replacement versus open reduction and internal fixation of displaced femoral neck fractures：a randomized long-term follow-up study. J Bone Joint Surg Am. 2012;94(21):1921-8. https://doi.org/10.2106/JBJS.K.01615.

[5] Rezaie W，Wei W，Cleffken BI，van der Vlies CH，Cleffken BI，Roukema GR. Internal fixation versus hemiarthroplasty for displaced intra-capsular femoral neck fractures in ASA 3-5 geriatric patients. Open Orthop J. 2016;10:765-71. https://doi.org/10.2174/1874325001610010765. PMID:28217201; PMCID:PMC5299552.

[6] Bartels S，Gjertsen JE，Frihagen F，Rogmark C，Utvåg SE. High failure rate after internal fixation and beneficial outcome after arthroplasty in treatment of displaced femoral neck fractures in patients between 55 and 70 years. Acta Orthop. 2018;89(1):53-8. https://doi.org/10.1080/17453674.2017.1376514. Epub 2017 Sep 15. PMID:28914130; PMCID:PMC5810833.

[7] Swart E，Roulette P，Leas D，Bozic KJ，Karunakar M. ORIF or arthroplasty for displaced femoral neck fractures in patients younger than 65 years old：an economic decision analysis. J Bone Joint Surg Am. 2017;99(1):65-75. https://doi.org/10.2106/JBJS.16.00406.

[8] Johansson T. Internal fixation compared with total hip replacement for displaced femoral neck fractures：a minimum fifteen-year follow-up study of a previously reported randomized trial. J Bone Joint Surg Am. 2014;96(6):e46. https://doi.org/10.2106/JBJS.K.00244.

[9] Duckworth AD，Bennet SJ，Aderinto J，Keating JF. Fixation of intracapsular fractures of the femoral neck in young patients：risk factors for failure. J Bone Joint Surg Br. 2011;93(6):811-6. https://doi.org/10.1302/0301-620X.93B6.26432.

[10] Miyamoto RG，Kaplan KM，Levine BR，Egol KA，Zuckerman JD. Surgical management of hip fractures：an evidence-based review of the literature. I：femoral neck fractures. J Am Acad Orthop Surg. 2008;16(10):596-607. https://doi.org/10.5435/00124635-200810000-00005.

[11] Pankovich AM. Primary internal fixation of femoral neck fractures. Arch Surg. 1975;110(1):20-6. https://doi.org/10.1001/archsurg.1975.01360070020003.

[12] Koval KJ，Zuckerman JD. Hip fractures：I. overview and evaluation and treatment of femoral-neck fractures. J Am Acad Orthop Surg. 1994;2(3):141-9. https://doi.org/10.5435/00124635-199405000-00002.

[13] Pihlajamäki HK，Ruohola JP，Kiuru MJ，Visuri TI. Displaced femoral neck fatigue fractures in military recruits. J Bone Joint Surg Am. 2006;88(9):1989-97. https://doi.org/10.2106/JBJS.E.00505.

[14] Jain R，Koo M，Kreder HJ，Schemitsch EH，Davey JR，Mahomed NN. Comparison of early and delayed fixation of subcapital hip fractures in patients sixty years of age or less. J Bone Joint Surg Am. 2002;84(9):1605-12. https://

doi. org/10. 2106/00004623 - 200209000 - 00013.

[15] Schwartsmann CR, Lammerhirt HM, Spinelli LF, Ungaretti Neto ADS. Treatment of displaced femoral neck fractures in young patients with DHS and its association to osteonecrosis. Rev Bras Ortop. 2017;53(1):82 - 7. https://doi. org/10. 1016/j. rboe. 2017. 03. 003. PMID: 29367911; PMCID: PMC5771783.

[16] Rogmark C, Kristensen MT, Viberg B, Rönnquist SS, Overgaard S, Palm H. Hip fractures in the non-elderly-who, why and whither? Injury. 2018;49(8):1445 - 50. https://doi. org/10. 1016/j. injury. 2018. 06. 028. Epub 2018 Jun 25.

[17] Araujo TP, Guimaraes TM, Andrade-Silva FB, Kojima KE, Silva JS. Influence of time to surgery on the incidence of complications in femoral neck fracture treated with cannulated screws. Injury. 2014;45(Suppl 5):S36 - 9. https://doi. org/10. 1016/S0020 - 1383(14)70019 - 1.

[18] Upadhyay A, Jain P, Mishra P, Maini L, Gautum VK, Dhaon BK. Delayed internal fixation of fractures of the neck of the femur in young adults. A prospective, randomised study comparing closed and open reduction. J Bone Joint Surg Br. 2004;86(7):1035 - 40. https://doi. org/10. 1302/0301 - 620x. 86b7. 15047.

[19] Papakostidis C, Panagiotopoulos A, Piccioli A, Giannoudis PV. Timing of internal fixation of femoral neck fractures. A systematic review and metaanalysis of the final outcome. Injury. 2015;46(3):459 - 66. https://doi. org/10. 1016/j. injury. 2014. 12. 025. Epub 2015 Jan 3.

[20] American College of Surgeons. Committee on Trauma. Advanced trauma life support: student course manual. Chicago: American College of Surgeons; 2018.

[21] Ly TV, Swiontkowski MF. Treatment of femoral neck fractures in young adults. J Bone Joint Surg Am. 2008;90 (10):2254 - 66.

[22] Swiontkowski MF, Winquist RA, Hansen ST Jr. Fractures of the femoral neck in patients between the ages of twelve and forty-nine years. J Bone Joint Surg Am. 1984;66(6):837 - 46. https://doi. org/10. 2106/00004623 - 198466060 - 00003.

[23] Purcell RL, Cody JP, Gordon W, Kilcoyne K. Outcomes of war related femoral neck fractures. Injury. 2015;46 (12):2399 - 403. https://doi. org/10. 1016/j. injury. 2015. 10. 016. Epub 2015 Oct 17.

[24] Barnes R, Brown JT, Garden RS, Nicoll EA. Subcapital fractures of the femur. A prospective review. J Bone Joint Surg Br. 1976;58(1):2 - 24. https://doi. org/10. 1302/0301 - 620X. 58B1. 1270491.

[25] Gregersen M, Krogshede A, Brink O, Damsgaard EM. Prediction of reoperation of femoral neck fractures treated with cannulated screws in elderly patients. Geriatr Orthop Surg Rehabil. 2015;6(4):322 - 7. https://doi. org/10. 1177/2151458515614369. PMID: 26623169; PMCID: PMC4647203.

[26] Weil NL, van Embden D, Hoogendoorn JM. Radiographic fracture features predicting failure of internal fixation of displaced femoral neck fractures. Eur J Trauma Emerg Surg. 2015;41(5):501 - 7. https://doi. org/10. 1007/s00068 - 014 - 0457 - 9. Epub 2014 Oct 23.

[27] Gardner S, Weaver MJ, Jerabek S, Rodriguez E, Vrahas M, Harris M. Predictors of early failure in young patients with displaced femoral neck fractures. J Orthop. 2014;12(2):75 - 80. https://doi. org/10. 1016/j. jor. 2014. 01. 001. PMID: 25972697; PMCID: PMC4421021.

[28] Yang JJ, Lin LC, Chao KH, Chuang SY, Wu CC, Yeh TT, Lian YT. Risk factors for nonunion in patients with intracapsular femoral neck fractures treated with three cannulated screws placed in either a triangle or an inverted triangle configuration. J Bone Joint Surg Am. 2013;95(1):61 - 9. https://doi. org/10. 2106/JBJS. K. 01081.

[29] Haidukewych GJ, Rothwell WS, Jacofsky DJ, Torchia ME, Berry DJ. Operative treatment of femoral neck fractures in patients between the ages of fifteen and fifty years. J Bone Joint Surg Am. 2004;86(8):1711 - 6. https://doi. org/10. 2106/00004623 - 200408000 - 00015.

[30] Chua D, Jaglal SB, Schatzker J. Predictors of early failure of fixation in the treatment of displaced subcapital hip fractures. J Orthop Trauma. 1998;12(4):230 - 4. https://doi. org/10. 1097/00005131 - 199805000 - 00002.

[31] Asnis SE, Wanek-Sgaglione L. Intracapsular fractures of the femoral neck. Results of cannulated screw fixation. J Bone Joint Surg Am. 1994;76(12):1793 - 803. https://doi. org/10. 2106/00004623 - 199412000 - 00005.

[32] Su Y, Chen W, Zhang Q, Li B, Li Z, Guo M, Pan J, Zhang Y. An irreducible variant of femoral neck fracture:

a minimally traumatic reduction technique. Injury. 2011;42(2):140 - 5. https://doi. org/10. 1016/j. injury. 2010. 05. 008.

[33] Selvan VT, Oakley MJ, Rangan A, Al-Lami MK. Optimum configuration of cannulated hip screws for the fixation of intracapsular hip fractures: a biomechanical study. Injury. 2004;35(2):136 - 41. https://doi. org/10. 1016/s0020 - 1383(03)00059 - 7.

[34] Huang HK, Su YP, Chen CM, Chiu FY, Liu CL. Displaced femoral neck fractures in young adults treated with closed reduction and internal fixation. Orthopedics. 2010; 33 (12): 873. https://doi. org/10. 3928/01477447 - 20101021 - 15.

[35] Christal AA, Taitsman LA, Dunbar RP Jr, Krieg JC, Nork SE. Fluoroscopically guided hip capsulotomy: effective or not? A cadaveric study. J Orthop Trauma. 2011; 25 (4): 214 - 7. https://doi. org/10. 1097/BOT. 0b013e3181e93cbe.

[36] Wong TC, Yeung SH, Ip FK. The effectiveness of capsular decompression for internal fixation of intracapsular hip fractures. J Orthop Surg (Hong Kong). 2007;15(3):282 - 5. https://doi. org/10. 1177/230949900701500307.

[37] Ghayoumi P, Kandemir U, Morshed S. Evidence based update: open versus closed reduction. Injury. 2015;46(3): 467 - 73. https://doi. org/10. 1016/j. injury. 2014. 10. 011. Epub 2014 Oct 14.

[38] Patterson JT, Ishii K, Tornetta P 3rd, Leighton RK, Friess DM, Jones CB, Levine A, Maclean JJ, Miclau T 3rd, Mullis BH, Obremskey WT, Ostrum RF, Reid JS, Ruder JA, Saleh A, Schmidt AH, Teague DC, Tsismenakis A, Westberg JR, Morshed S. Open reduction is associated with greater Hazard of early reoperation after internal fixation of displaced femoral neck fractures in adults 18 - 65 years. J Orthop Trauma. 2020;34(6):294 - 301. https://doi. org/10. 1097/BOT. 0000000000001711.

[39] Large TM, Adams MR, Loeffler BJ, Gardner MJ. Posttraumatic avascular necrosis after proximal femur, proximal Humerus, Talar neck, and scaphoid fractures. J Am Acad Orthop Surg. 2019;27(21):794 - 805. https://doi. org/ 10. 5435/JAAOS - D - 18 - 00225.

[40] Wu CC. Using biomechanics to improve the surgical technique for internal fixation of intracapsular femoral neck fractures. Chang Gung Med J. 2010;33(3):241 - 51.

[41] Zhuang L, Wang L, Xu D, Wang Z. Anteromedial femoral neck plate with cannulated screws for the treatment of irreducible displaced femoral neck fracture in young patients: a preliminary study. Eur J Trauma Emerg Surg. 2019; 45(6):995 - 1002. https://doi. org/10. 1007/s00068 - 018 - 0972 - 1. Epub 2018 Jun 16.

[42] Vopat BG, Daniels AH, Lareau CR, Christino MA, Kane PM, Hayda RA, Born CT. Hybrid anterolateral approach for open reduction and internal fixation of femoral neck fractures. Orthopedics. 2015;38(7):430 - 4. https://doi. org/10. 3928/01477447 - 20150701 - 03.

[43] Kauffman JI, Simon JA, Kummer FJ, Pearlman CJ, Zuckerman JD, Koval KJ. Internal fixation of femoral neck fractures with posterior comminution: a biomechanical study. J Orthop Trauma. 1999;13(3):155 - 9. https://doi. org/10. 1097/00005131 - 199903000 - 00001.

[44] Bingold AC. The science of pinning the neck of the femur. Ann R Coll Surg Engl. 1977;59(6):463 - 9. PMID: 931326; PMCID: PMC2491827.

[45] Gurusamy K, Parker MJ, Rowlands TK. The complications of displaced intracapsular fractures of the hip: the effect of screw positioning and angulation on fracture healing. J Bone Joint Surg Br. 2005;87(5):632 - 4. https://doi. org/ 10. 1302/0301 - 620X. 87B5. 15237.

[46] Zlowodzki M, Weening B, Petrisor B, Bhandari M. The value of washers in cannulated screw fixation of femoral neck fractures. J Trauma. 2005;59(4):969 - 75. https://doi. org/10. 1097/01. ta. 0000188130. 99626. 8c.

[47] Slobogean GP, Sprague SA, Scott T, McKee M, Bhandari M. Management of young femoral neck fractures: is there a consensus? Injury. 2015;46(3):435 - 40. https://doi. org/10. 1016/j. injury. 2014. 11. 028. Epub 2014 Nov 27.

[48] Fixation Using Alternative Implants for the Treatment of Hip Fractures (FAITH) Investigators. Fracture fixation in the operative management of hip fractures (FAITH): an international, multicentre, randomised controlled trial. Lancet. 2017;389(10078):1519 - 27. https://doi. org/10. 1016/S0140 - 6736(17)30066 - 1. Epub 2017 Mar 3. PMID: 28262269; PMCID: PMC5597430.

［49］ Liporace F，Gaines R，Collinge C，Haidukewych GJ. Results of internal fixation of Pauwels type-3 vertical femoral neck fractures. J Bone Joint Surg Am. 2008;90(8):1654-9. https://doi. org/10. 2106/JBJS. G. 01353.

［50］ Enocson A，Lapidus LJ. The vertical hip fracture—a treatment challenge. A cohort study with an up to 9 year follow-up of 137 consecutive hips treated with sliding hip screw and antirotation screw. BMC Musculoskelet Disord. 2012; 13:171. https://doi. org/10. 1186/1471-2474-13-171. PMID: 22971243; PMCID: PMC3495198.

［51］ Florschutz AV，Donegan DJ，Haidukewych G，Liporace FA. Plating of femoral neck fractures: when and how? J Orthop Trauma. 2015;29(Suppl 4):S1-3. https://doi. org/10. 1097/BOT. 0000000000000288.

［52］ Slobogean GP，Stockton DJ，Zeng BF，Wang D，Ma B，Pollak AN. Femoral neck shortening in adult patients under the age of 55 years is associated with worse functional outcomes: analysis of the prospective multi-center study of hip fracture outcomes in China (SHOC). Injury. 2017;48(8):1837-42. https://doi. org/10. 1016/j. injury. 2017. 06. 013. Epub 2017 Jun 20.

［53］ Okike K，Udogwu UN，Isaac M，Sprague S，Swiontkowski MF，Bhandari M，Slobogean GP. FAITH investigators. Not all Garden-Ⅰ and Ⅱ femoral neck fractures in the elderly should be fixed: effect of posterior tilt on rates of subsequent arthroplasty. J Bone Joint Surg Am. 2019;101(20):1852-9. https://doi. org/10. 2106/JBJS. 18. 01256. PMID: 31626010; PMCID: PMC7406148.

［54］ Nowotarski PJ，Ervin B，Weatherby B，Pettit J，Goulet R，Norris B. Biomechanical analysis of a novel femoral neck locking plate for treatment of vertical shear Pauwel's type C femoral neck fractures. Injury. 2012;43(6):802-6. https://doi. org/10. 1016/j. injury. 2011. 09. 012. Epub 2011 Oct 21.

［55］ Wang Z，Yin Y，Li Q，Sun G，Peng X，Yin H，Ye Y. Comparison of early complications between the use of a cannulated screw locking plate and multiple cancellous screws in the treatment of displaced intracapsular hip fractures in young adults: a randomized controlled clinical trial. J Orthop Surg Res. 2018;13(1):201. https://doi. org/10. 1186/s13018-018-0901-3. PMID: 30103792; PMCID: PMC6090639.

［56］ Berkes MB，Little MT，Lazaro LE，Cymerman RM，Helfet DL，Lorich DG. Catastrophic failure after open reduction internal fixation of femoral neck fractures with a novel locking plate implant. J Orthop Trauma. 2012;26(10):e170-6. https://doi. org/10. 1097/BOT. 0b013e31823b4cd1.

［57］ Willey M，Welsh ML，Roth TS，Koval KJ，Nepola JV. The telescoping hip plate for treatment of femoral neck fracture: design rationale, surgical technique and early results. Iowa Orthop J. 2018;38:61-71. PMID: 30104926; PMCID: PMC6047398.

［58］ Thein R，Herman A，Kedem P，Chechik A，Shazar N. Osteosynthesis of unstable intracapsular femoral neck fracture by dynamic locking plate or screw fixation: early results. J Orthop Trauma. 2014;28(2):70-6. https://doi. org/10. 1097/BOT. 0b013e3182a225fa.

［59］ Kalsbeek JH，van Walsum ADP，Vroemen JPAM，Janzing HMJ，Winkelhorst JT，Bertelink BP，Roerdink WH. Displaced femoral neck fractures in patients 60 years of age or younger: results of internal fixation with the dynamic locking blade plate. Bone Joint J. 2018;100-B(4):443-9. https://doi. org/10. 1302/0301-620X. 100B4. BJJ-2016-1098. R3.

［60］ Levack AE，Gausden EB，Dvorzhinskiy A，Lorich DG，Helfet DL. Novel treatment options for the surgical Management of Young Femoral Neck Fractures. J Orthop Trauma. 2019;33(Suppl 1):S33-7. https://doi. org/10. 1097/BOT. 0000000000001368. PMID: 30540670; PMCID: PMC6294468.

［61］ Guimarães JAM，Rocha LR，Noronha Rocha TH，Bonfim DC，da Costa RS，Dos Santos CA，Roesler CR，Perini Machado JA，Aguiar DP，Duarte MEL. Vertical femoral neck fractures in young adults: a closed fixation strategy using a transverse cancellous lag screw. Injury. 2017;48(Suppl 4):S10-6. https://doi. org/10. 1016/S0020-1383(17)30769-6.

［62］ Sirkin M，Grossman MG，Renard RL，Sabatino CL，Doumas C，Reilly MC，Behrens FF. A biomechanical analysis of fixation constructs in high angle femoral neck fractures. J Orthop Trauma. 2000;14(2):131.

［63］ Stankewich CJ，Chapman J，Muthusamy R，Quaid G，Schemitsch E，Tencer AF，Ching RP. Relationship of mechanical factors to the strength of proximal femur fractures fixed with cancellous screws. J Orthop Trauma. 1996;10(4):248-57. https://doi. org/10. 1097/00005131-199605000-00005.

［64］ Hoshino CM，Christian MW，O'Toole RV，Manson TT. Fixation of displaced femoral neck fractures in young a-
       dults：fixed-angle devices or Pauwel screws? Injury. 2016；47（8）：1676 - 84. https：//doi. org/10. 1016/j. injury.
       2016. 03. 014. Epub 2016 Mar 17.

［65］ Mir H，Collinge C. Application of a medial buttress plate may prevent many treatment failures seen after fixation of
       vertical femoral neck fractures in young adults. Med Hypotheses. 2015；84（5）：429 - 33. https：//doi. org/10. 1016/
       j. mehy. 2015. 01. 029. Epub 2015 Jan 28.

［66］ Lazaro LE，Birnbaum JF，Farshad-Amacker NA，Helfet DL，Potter HG，Lorich DG. Endosteal biologic augmenta-
       tion for surgical fixation of displaced femoral neck fractures. J Orthop Trauma. 2016；30（2）：81 - 8. https：//doi.
       org/10. 1097/BOT. 0000000000000452.

［67］ Nyholm AM，Palm H，Sandholdt H，Troelsen A，Gromov K，Danish Fracture Database Collaborators. Osteosyn-
       thesis with parallel implants in the treatment of femoral neck fractures：minimal effect of implant position on risk of
       reoperation. J Bone Joint Surg Am. 2018；100（19）：1682 - 90. https：//doi. org/10. 2106/JBJS. 18. 00270.

［68］ Bedi A，Karunakar MA，Caron T，Sanders RW，Haidukewych GJ. Accuracy of reduction of ipsilateral femoral neck
       and shaft fractures—an analysis of various internal fixation strategies. J Orthop Trauma. 2009；23（4）：249 - 53. ht-
       tps：//doi. org/10. 1097/BOT. 0b013e3181a03675.

［69］ Mir HR，Edwards P，Sanders R，Haidukewych G. Results of cephallomedullary nail fixation for displaced intracapsu-
       lar femoral neck fractures. J Orthop Trauma. 2011；25 （12）：714 - 20. https：//doi. org/10. 1097/BOT.
       0b013e318212f82b.

第四章　　人工股骨头置换术治疗移位股骨颈骨折

病　例

这是一位88岁的老太太，平时活动量极少，当她从门厅走到车库时，左臀部剧烈疼痛，导致她摔倒。她躺在车库的门口，无法动弹，连电话都够不着，4个小时后，她的女儿赶到，叫了一辆救护车，将她送往医院，X线片见图4-1。在考虑手术之前，这位患者最需要关注的问题是什么？

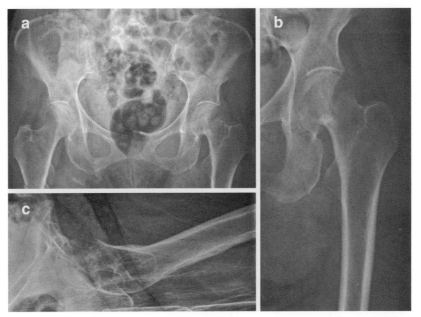

图4-1　骨盆正位片（a）、髋关节正位片（b）和髋关节侧位片（c）显示向后成角的骨质疏松性左侧股骨颈骨折

患者是一位高龄妇女，很可能髋部骨折，然后摔倒了。骨质疏松的股骨近端可能因突然负荷、扭转或直接冲击而骨折。如果跌倒前没有疼痛或受到外力，则必须排除颅内事件，如一过性脑缺血（TIA）或脑血管意外（CVA）和心血管事件（Stokes Adams章节）[1,2]。尽管下肢存在明显的不适和畸形，但必须进行仔细的病史询问和体格检查，进展中的脑血管意外应立即被注意到，并可在急诊的初步体格检查中根据一侧化体征（即面部表情肌肉麻痹或不对称）或体检时发现周围神经体征时确定。对她的心肺状况进行彻底的评估也很重要。从一开始就必须评估她的生命体征，呼吸频率、心率和血压，血氧饱和度可以用脉搏血氧计快速测定，应达到95%以上。心电图可以识别许多急性和慢性心脏病，在围手术期处理时会作为参考。在开始治疗骨科损伤前，应进行胸片检查以评估患者的基本心肺状况，并确定有无肺炎、充血性心力衰竭、血胸/气胸、肿瘤等合并症。任何对她的心肺状况的损害都应该及时处理，并且这些合并症在术前越早得到控制，治疗就越安全。如果跌倒的原因尚不清楚，必须通过头部CT扫描排除颅内出血，通过超声或CT血管造影评估颈动脉脑灌注。

骨盆正位片、髋关节正侧位片将显示损伤的情况，用以鉴别转子间骨折、转子下骨折等。骨盆正位片提供了对侧髋关节的对比视图，可以显示有无股骨或髋臼发育不良，退行性骨关节炎，或对侧既往骨折或关节成形术导致的解剖问题。此外，对整个股骨进行适当的全长X线评估是至关重要的，因为它可能识别出同时存在的隐匿性肿瘤，如溶骨性病变或转移瘤，以及使用过的髓内或髓外固定装置。

评估患者的容量状况是至关重要的，骨折导致的出血，而且已经有至少几个小时未进食或喝水了，因此，患者可能存在低血容量。低血容量会对包括肾脏在内的中央脏器和周围血管床的灌注产生有害影响，影响酸碱平衡。液体复苏必须立即开始，但必须强调的是，有潜在心脏问题的老年患者的容量状况和渗透压的安全边际很窄，很容易超过他们的心容量并导致他们心力衰竭。补液是一个精细的过程，最好由内科专家来处理，对一些危重患者来说也是如此，手术麻醉开始前必须纠正乳酸水平、pH、肌酐水平和血尿素氮。应该监测患者的体温，因为患者的体温很可能非常低，特别是如果跌倒和长时间的暴露发生在寒冷的冬季，体温过低可能会引起心肺应激和凝血功能障碍，直到体温恢复正常才会改善。温度校正可以通过静脉输入加温后的液体、加温毯和外部热源来实现。这些复温的措施对体温过低的患者来说都是至关重要的。

许多老年患者由于先前所处的医疗条件、药物或生活环境而存在容量不足，再加上患者骨折出血和几个小时无法喝水，可能会导致血容量过低，因此，早期的血红蛋白水平通常是正常的。液体复苏时输入晶体液，可能会使之前被掩盖的失血性贫血重新表现出来，同时，还有可能表现出潜在的严重的电解质异常，如稀释性低钠血症、高钾性碱中毒和重度低蛋白血症。另外，还必须要考虑到骨折处在手术前、术中和术后会继续出血，活化的抗血小板药物、凝血因子抑制剂或处理合并症的其他治疗措施也可能导致骨折后贫血，患者也可能有代谢或生理原因的慢性贫血，手术团队在术前必须评估并纠正任何凝血疾病，预先输注压缩红细胞悬液和新鲜冰冻血浆对此类患者的早期复苏是非常有益的。亚临床已存在的尿路感染（UTI）可以在早期入院检查中发现，并在手术前处理，导尿管可能有助于监测容量水平和肾功能，但导尿管的插入和留置与随后的医院尿路感染直接相关，因此不应随意放置导尿管。

患者在重症监护室用晶体液和血液复苏，患者体温逐渐恢复正常，没有发现急性心脏、肺或颅内事件，在患者到达 12 小时后，医疗团队认为手术时机到了。

在决定骨折最佳治疗方案时，应该考虑哪些因素？

老年移位型股骨颈骨折的最佳治疗仍有争议，但这在很大程度上取决于患者损伤前的活动水平和预期寿命[3-13]。生活方式非常活跃的患者，包括剧烈运动和/或长时间散步，以及独立的生活环境，被描述为"生理年轻"。据推测，这些患者在手术治疗后能够恢复到损伤前的活动水平和高水平的功能，在这些患者中，我们推测全髋关节置换术优于其他手术选择。

普遍认为，与骨折内固定治疗相比，老年患者接受关节置换治疗将有更好的功能预后和更少的并发症[14-16]。对于依从性较差的患者，比如不能、不理解或不愿意把肢体放在一个安全姿势的患者，最好采用其他手术方式而不是关节置换。在某些情况下，Girdlestone 关节成形术可能最能满足患者的需要。

对于活动量较小，有复杂内科疾病的患者，与人工股骨头置换术相比，全髋关节置换术的功能预后不太可能增加，而且可能更容易出现全髋关节置换术的并发症，因此，对于活动度较低的老年患者，不需要进行额外的髋臼关节面置换手术，只需要进行股骨头置换术。虽然仍有争议，但对于预期寿命较长（约 30 年或以上）的年轻活跃患者，可以考虑闭合型或开放型股骨颈骨折的解剖复位和固定。每个患者都是一个个体，目前还没有最佳治疗方案的一级指南，所以具体手术方案，应该由医生与患者及其家属充分沟通后决定。

手术时，围手术期风险也必须考虑，危及生命的患者，如重症主动脉瓣狭窄、近期心肌梗死、不稳定心绞痛或新发心律失常，在这些患者中，手术应该尽可能的微创，以使患者能够早期舒适的活动。手术干预在缓解疼痛、改善活动度有利于肺部体位引流、缓解皮肤受压和减少药物引起的谵妄方面具有显著优势。在某些情况下，可以考虑非手术治疗，但这是很少见的：可能是在心肺状况不稳定、骨折带来的不适有限和/或预期寿命有限的非卧床患者，在与患者、家属、护理人员和/或监护人讨论后，可以根据患者受伤之前的情况来选择舒适护理。

在其他老年、高危、活动少的患者中，移位股骨颈骨折的手术复位和有限的经皮稳定可以提供足够的稳定性，使卧床患者在搬动过程中更加舒适。这种权宜之计的有限手术策略避免了与体位、肌肉松解、股骨（可能还有髋臼）的磨锉/髓腔准备相关的额外并发症发病率。这些决定是困难的，必须由整个医疗服务团队和患者/家庭/监护人做出。

其他特殊的情况会有特殊的禁忌证。例如，有神经肌肉疾病，如多发性硬化症、帕金森病或CVA后残侧偏瘫的患者更有可能在关节置换术后发生髋关节脱位，特别是通过后入路的全髋关节置换术后，这可能为特定的手术策略包括体位和手术入路提供适应证，而且在许多情况下，微创手术可能更合适。患者急性或慢性开放性伤口的存在引起了对关节置换术后关节假体周围感染（PJI）的关注，这可能使患者倾向于Girdlestone关节成形术或骨折内固定，而不是关节置换术。

病例续析

决定进行人工股骨头置换术。

如何优化手术效果？

经过术前调整后，应将患者送往手术室进行紧急手术，伤后超过48小时手术与30天死亡率增长相关，一般认为这些骨折应在伤后24小时内进行手术治疗，以获得最佳效果。

有几种手术入路选择，通常情况下，外科医生应该采用他们最舒适、最熟悉和通常采用的入路，这些入路在第六章"全髋关节置换术"部分进行详细讨论。必须注意的是，在一些研究中，后入路与高发的术后后脱位相关，所以一般情况下，除非有很好的理由一般不采用[17]，否则应采用前路、前外侧或直接外侧入路，每个外科医生都应该按照他或她最有经验和最优的流程来进行手术。因此，这两章的作者即使有超过20年的骨折治疗经验，对手术入路仍有不同的个人偏好。

随着人工髋关节植入技术的发展，人工髋关节植入物的选择也越来越多，股骨假体可以选择多孔涂层或压配型表面。人们普遍认为，骨水泥型股骨头置换具有疼痛更轻和术中术后假体周围骨折发生率更低的优势，是大多数患者的首选[17-21]。然而，非骨水泥型假体通常效果良好，而且手术比使用骨水泥更快，新型股骨内外侧锥形柄发生大腿痛的概率更小。仔细的扩髓、注意细节和外科医生经验有助于避免假体位置不良，并可降低术后假体周围骨折的发生率。股骨颈截骨、股骨颈清创或残留骨水泥碎片导致的髋关节囊和髋臼内第三体颗粒的识别和清除可减少因"髋臼磨损"引起疼痛导致的二次手术发生率。与外科手术方法一样，本章的两位作者对于老年患者人工股骨头置换术中使用骨水泥的偏好有所不同。

组配式假体的使用可以优化力线，并确保术后髋关节肌肉力量的平衡。早期研究股骨颈骨折后人工股骨头成形术的脱位率很高，可能是由于使用了一体化的（整块）Austin Moore型假体。术中，主要根据头部大小选择特定的植入物，假体设计的缺陷在于柄通常较细而颈太短，导致软组织张力与髋关节位置之间不匹配，进而导致髋关节不稳定和高脱位率，而现代组配式假体在股骨头置换术中可以调整柄的大小以匹配股骨近端，不同的颈长可以调整偏心距，校正长度和软组织张力，调整股骨头大小可以匹配髋臼。

股骨假体的位置至关重要，人工髋关节股骨头的中心应该与大转子顶点的高度一致，但更重要的是，它应该与健侧的高度一致，可以通过调整试模和植入物增加偏心距来增加髋关节的张力，而不延长肢体。一般情况下，股骨假体应具有15°～20°前倾角，但对于有后脱位风险的患者，术者可选择将前倾角再增加几度，股骨柄应与股骨干解剖轴对齐，在股骨髓腔扩髓时，确保髓腔锉尽量靠外，与股骨近端髓腔轴线一致，避免髓腔锉被大转子"推"到内侧，导致假体内翻，刺激外侧皮质，导致假体柄的应力（图4-2）。

在假体植入前（无论是压配型还是骨水泥型），通过试模可以发现由于假体位置不佳或假体选择错误而导致的潜在不稳定。假体的稳定性应通过中立位、坐位和特定的患者体位仔细测试，应了解必要的

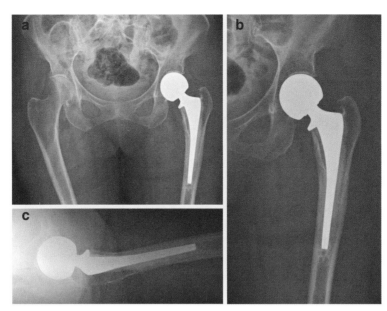

图 4 - 2　骨盆（a）、髋关节正位（b）和髋关节侧位（c）X 线片显示骨水泥人工股骨头置换术位置良好

调整手段，必要时进行调整。在选择骨水泥技术时，应预先组装水泥搅拌设备，并使手术团队充分了解水泥制备技术，在股骨植入物尖端使用中置器将确保对称的骨水泥套和柄尖端在股髓腔内的中心位置，在植入骨水泥之前，外科医生应通知麻醉团队，以便他们为罕见但可能致命的骨水泥介导的全身血管舒张和心动过缓做好准备。

采用骨水泥人工股骨头置换术（图 4 - 2）。

应该做些什么来优化患者的术后护理？

手术后，伤口应该用无菌敷料覆盖，并防止污染和渗液，必须继续监测引流液和电解质异常、术后贫血或抗利尿激素分泌失调综合征（SIADH）。在患者失代偿和需要矫正治疗之前，与内科医生进行强有力的共同管理可以识别和解决这些问题。由于早期手术是为了避免因不活动导致的并发症，如果患者的情况允许，应该在 24 小时内开始物理治疗包括运动和步态训练。手术后可能本身就存在疼痛，患者需要治疗疼痛，通过使用对乙酰氨基酚和非甾体抗炎药（NSAIDS），可以充分缓解手术疼痛，同时尽量减少阿片类和苯二氮䓬类镇痛药的使用。麻醉药物的镇静作用可能会限制及时手术修复的早期活动程度，一般来说，如果髋关节在术中是稳定的，那么术后没有必要限制活动[22]。助行器是用来保持平衡和限制移动时的不适，在接下来的几周到几个月里，随着患者的舒适程度的提高和他们的力量的增强，患者可以逐渐地从助行器过渡到拐杖，如果可能的话，最终不再使用助行器。

不幸的是，2 个月后，在一家特护疗养机构，患者在使用助行器时跌倒，并再次发生右侧移位的股骨颈骨折（图 4 - 3）。在她的评估和管理中，现在有什么地方应该做得不同吗？

评估和管理将是相同的，许多诊断测试都将重新进行，以评估在过去 2 个月指标有无明显变化。

患者是在监护情况下摔倒的这一事实令人担忧，大多数跌倒与可识别的危险因素有关（虚弱、步态不稳、精神错乱和药物副作用）[23]。对回家的患者进行环境评估和改造，以确保有充足的照明、卫生间扶手、升高的马桶座圈、可调节的床（如果需要）、安全的楼梯扶手和易于触及的报警系统，大多数医疗机构已经建立了预防跌倒的规程。遵循既定的锻炼计划，接受视力评估和治疗，进行全面评估的老年患者，更不容易遭受伤害性跌倒[24]。

此外，进行骨代谢评估和双能 X 线扫描是优化骨强度以防止未来的骨折所需要的[2]。

通过不同的手术入路，由不同的外科医生对患者进行骨水泥人工股骨头置换术（图 4 - 4）。人工股骨头置换术后的效果怎样？

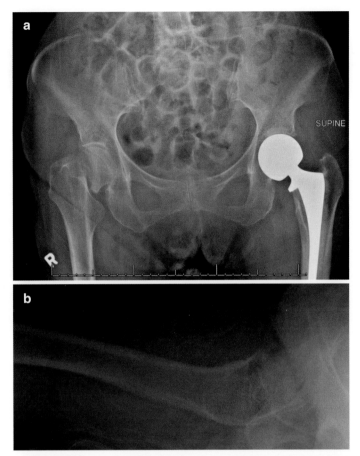

图 4-3　术后 2 个月骨盆前后位（a）和髋关节侧位（b）X 线片显示原手术对侧移位的股骨颈骨折

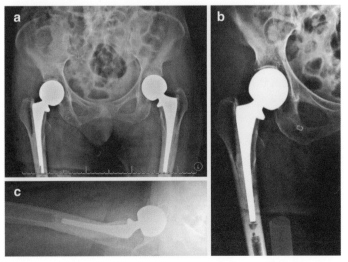

图 4-4　术后骨盆正位（a）、髋关节正位（b）和髋关节侧位（c）X 线片显示骨水泥人工股骨头置换术是由不同的骨科医生通过与第一位外科医生不同的入路进行的，股骨柄有轻微内翻

在一项超过 45 000 名患者的大宗病例研究中，人工股骨头置换术后 30 天死亡率为 8.4%，1 年死亡率为 24.9%[25]，在报道股骨颈骨折人工股骨头置换术后死亡率结果的，其中 2 年死亡率最大为 39%[26]，Avery 等人报告了 51.2% 的 9 年死亡率[27]，这种高死亡率主要是由于潜在的内科情况和患者的年龄。

在人工股骨头置换术后，对助行器的需求从术前的 36% 增加到术后 2 年的 54%。在术后 4 天和 3 周起立行走时间测试的结果可以预测术后 2 年的功能状况[28]。

人工股骨头置换术后2年因髋臼软骨磨损引起的疼痛转而行全髋关节置换术的比率为1.6%（图4-5），假体脱位率1.5%，大部分脱位发生在术后50天内。对于全髋关节置换术，2年死亡率较低（23%），但这可能反映了选择偏倚，因为人工股骨头置换术可能更多地选择在老年和病情较重的患者中。全髋关节置换术治疗髋部骨折有较高的脱位率（2.9%，危险比2.02），并且2年再手术率较高（4.5%，危险比2.11）[26]。

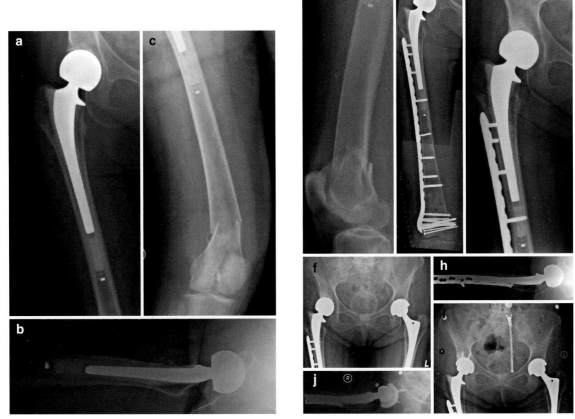

图4-5 一名74岁女性右髋关节人工股骨头置换术1年后常规随访的髋关节正位（a）和髋关节侧位（b）X线片显示假体位置良好，髋关节间隙保存良好。两年后，患者摔倒了。股骨正位（c）和股骨侧位（d）X线片显示股骨远端骨折累及关节内，使用锁定接骨板进行假体周围骨折内固定治疗并行股骨全长X线检查（e）。8个月后（患者在其他地方接受全髋关节置换术治疗后发生移位的左股骨颈骨折），患者开始经历右侧腹股沟疼痛增加，骨盆正位（f）、髋关节正位（g）和髋关节侧位（h）X线片显示关节间隙侵蚀，患者接受了全髋关节置换治疗，股骨柄保留在原位，术后骨盆侧（i）和髋关节侧位（j）X线片显示所有假体位置良好。这个病例强调了这样一个事实，即这些患者有更多骨折的风险，髋关节骨关节炎行人工股骨头置换可能是必要的，特别是活动量大的患者

〔袁心伟　译〕

参考文献

［1］ Leonardsson O，Rolfson O，Hommel A，Garellick G，Åkesson K，Rogmark C. Patient-reported outcome after displaced femoral neck fracture：a national survey of 4467 patients. J Bone Joint Surg Am. 2013；95（18）：1693‐9. https://doi.org/10.2106/JBJS.L.00836. PMID：24048557.

［2］ Greenstein AS，Gorczyca JT. Orthopedic surgery and the geriatric patient. Clin Geriatr Med. 2019；35（1）：65‐92. https://doi.org/10.1016/j.cger.2018.08.007. Epub 2018 Oct 11. PMID：30390985.

［3］ Lewis DP，Wæver D，Thorninger R，Donnelly WJ. Erratum to 'Hemiarthroplasty versus Total hip arthroplasty for the Management of Displaced Neck of femur fractures: a systematic review and MetaAnalysis'［the journal of arthroplasty 34（2019）1837－1843］. J Arthroplast. 2019; 34（12）: 3137－41. https://doi. org/10. 1016/j. arth. 2019. 08. 061. Epub 2019 Sep 23. Erratum for: J Arthroplasty. 2019;34(8):1837-1843. e2. PMID: 31558296.

［4］ Okike K, Udogwu UN, Isaac M, Sprague S, Swiontkowski MF, Bhandari M, Slobogean GP, FAITH Investigators. Not all garden-Ⅰ and Ⅱ femoral neck fractures in the elderly should be fixed: effect of posterior tilt on rates of subsequent arthroplasty. J Bone Joint Surg Am. 2019;101（20）:1852－9. https://doi. org/10. 2106/JBJS. 18. 01256. PMID: 31626010; PMCID: PMC7406148.

［5］ HEALTH Investigators, Bhandari M, Einhorn TA, Guyatt G, Schemitsch EH, Zura RD, Sprague S, Frihagen F, Guerra-Farfán E, Kleinlugtenbelt YV, Poolman RW, Rangan A, Bzovsky S, Heels-Ansdell D, Thabane L, Walter SD, Devereaux PJ. Total hip arthroplasty or hemiarthroplasty for hip fracture. N Engl J Med. 2019;381(23):2199－208. https://doi. org/10. 1056/NEJMoa1906190. Epub 2019 Sep 26. PMID: 31557429.

［6］ Chammout G, Kelly-Pettersson P, Hedbeck CJ, Stark A, Mukka S, Sköldenberg O. HOPE-trial: hemiarthroplasty compared with Total hip arthroplasty for displaced femoral neck fractures in octogenarians: a randomized controlled trial. JBJS Open Access. 2019;4(2):e0059. https://doi. org/10. 2106/JBJS. OA. 18. 00059. PMID: 31334466; PMCID: PMC6613852.

［7］ Sjöholm P, Otten V, Wolf O, Gordon M, Karsten G, Sköldenberg O, Mukka S. Posterior and anterior tilt increases the risk of failure after internal fixation of garden Ⅰ and Ⅱ femoral neck fracture. Acta Orthop. 2019;90(6):537－41. https://doi. org/10. 1080/17453674. 2019. 1637469. Epub 2019 Jul 4. PMID: 31269853; PMCID: PMC6844400.

［8］ Swart E, Roulette P, Leas D, Bozic KJ, Karunakar M. ORIF or arthroplasty for displaced femoral neck fractures in patients younger than 65 years old: an economic decision analysis. J Bone Joint Surg Am. 2017;99(1):65－75. https://doi. org/10. 2106/JBJS. 16. 00406. PMID: 28060235.

［9］ Rogmark C, Leonardsson O. Hip arthroplasty for the treatment of displaced fractures of the femoral neck in elderly patients. Bone Joint J. 2016;98－B(3):291－7. https://doi. org/10. 1302/0301－620X. 98B3. 36515. PMID: 26920951.

［10］ Tol MC, van den Bekerom MP, Sierevelt IN, Hilverdink EF, Raaymakers EL, Goslings JC. Hemiarthroplasty or total hip arthroplasty for the treatment of a displaced intracapsular fracture in active elderly patients: 12－year follow-up of randomised trial. Bone Joint J. 2017;99－B(2):250－4. https://doi. org/10. 1302/0301－620X. 99B2. BJJ－2016－0479. R1. PMID: 28148669.

［11］ Kieffer WK, Dawe EJ, Lindisfarne EA, Rogers BA, Nicol S, Stott PM. The results of total hip arthroplasty for fractured neck of femur in octogenarians. J Arthroplast. 2014;29(3):601－4. https://doi. org/10. 1016/j. arth. 2013. 07. 017. Epub 2013 Aug 17. PMID: 23958235.

［12］ Miyamoto RG, Kaplan KM, Levine BR, Egol KA, Zuckerman JD. Surgical management of hip fractures: an evidence-based review of the literature. I: femoral neck fractures. J Am Acad Orthop Surg. 2008;16(10):596－607. https://doi. org/10. 5435/00124635－200810000－00005. PMID: 188326.

［13］ Macaulay W, Nellans KW, Garvin KL, Iorio R, Healy WL. Rosenwasser MP; other members of the DFACTO consortium. Prospective randomized clinical trial comparing hemiarthroplasty to total hip arthroplasty in the treatment of displaced femoral neck fractures: winner of the Dorr award. J Arthroplast. 2008;23(6 Suppl 1):2－8. https://doi. org/10. 1016/j. arth. 2008. 05. 013. PMID: 18722297.

［14］ Bartels S, Gjertsen JE, Frihagen F, Rogmark C, Utvåg SE. High failure rate after internal fixation and beneficial outcome after arthroplasty in treatment of displaced femoral neck fractures in patients between 55 and 70 years. Acta Orthop. 2018;89(1):53－8. https://doi. org/10. 1080/17453674. 2017. 1376514. Epub 2017 Sep 15. PMID: 28914130; PMCID: PMC5810833.

［15］ Leonardsson O, Sernbo I, Carlsson A, Akesson K, Rogmark C. Longterm follow-up of replacement compared with internal fixation for displaced femoral neck fractures: results at ten years in a randomised study of 450 patients. J Bone Joint Surg Br. 2010;92(3):406－12. https://doi. org/10. 1302/0301－620X. 92B3. 23036. Erratum in: J Bone Joint Surg Br. 2010 Jun;92(6):901. PMID: 20190313.

［16］ Lu-Yao GL, Keller RB, Littenberg B, Wennberg JE. Outcomes after displaced fractures of the femoral neck. A meta-analysis of one hundred and six published reports. J Bone Joint Surg Am. 1994;76(1):15 - 25. https://doi.org/ 10. 2106/00004623 - 199401000 - 00003. PMID: 8288658.

[17] Brox WT, Roberts KC, Taksali S, Wright DG, Wixted JJ, Tubb CC, Patt JC, Templeton KJ, Dickman E, Adler RA, Macaulay WB, Jackman JM, Annaswamy T, Adelman AM, Hawthorne CG, Olson SA, Mendelson DA, MS LB, Camacho PA, Jevsevar D, Shea KG, Bozic KJ, Shaffer W, Cummins D, Murray JN, Donnelly P, Shores P, Woznica A, Martinez Y, Boone C, Gross L, Sevarino K. The American Academy of Orthopaedic surgeons evidence-based guideline on Management of hip Fractures in the elderly. J Bone Joint Surg Am. 2015;97(14):1196 - 9. https://doi.org/10. 2106/JBJS.O. 00229. PMID: 26178894; PMCID: PMC6948785.

[18] Okike K, Chan PH, Prentice HA, Paxton EW, Burri RA. Association between Uncemented vs cemented hemiar-throplasty and revision surgery among patients with hip fracture. JAMA. 2020;323(11):1077 - 84. https://doi. org/10. 1001/jama. 2020. 1067.

[19] Chen KK, Nayyar S, Davidovitch RI, Vigdorchik JM, Iorio R, Macaulay W. Cemented compared with Uncemented femoral fixation in the arthro-plasty treatment of displaced femoral neck fractures: a critical analysis review. JBJS Rev. 2018;6(4):e6. https://doi.org/10. 2106/JBJS. RVW. 17. 00119. PMID: 29634590.

[20] Veldman HD, Heyligers IC, Grimm B, Boymans TA. Cemented versus cementless hemiarthroplasty for a displaced fracture of the femoral neck: a systematic review and meta-analysis of current generation hip stems. Bone Joint J. 2017;99 - B(4):421 - 31. https://doi.org/10. 1302/0301 - 620X. 99B4. BJJ - 2016 - 0758. R1. PMID: 28385929.

[21] Andersen MF, Jakobsen T, Bensen AS, Krarup N. Lower reoperation rate for cemented femoral stem than for unce-mented femoral stem in primary total hip arthroplasty following a displaced femoral neck fracture. SICOT J. 2015; 1:26. https://doi.org/10. 1051/sicotj/2015028. PMID: 27163081; PMCID: PMC4849254.

[22] Jobory A, Rolfson O, Åkesson KE, Arvidsson C, Nilsson I, Rogmark C. Hip precautions not meaningful after hemiarthroplasty due to hip fracture. Cluster-randomized study of 394 patients operated with direct anterolateral ap-proach. Injury. 2019;50(7):1318 - 23. https://doi.org/10. 1016/j. injury. 2019. 05. 002. Epub 2019 May 3. PMID: 31122743.

[23] Rubenstein LZ. Falls in older people: epidemiology, risk factors and strategies for prevention. Age Ageing. 2006;35 (Suppl 2):ii37 - 41. https://doi.org/10. 1093/ageing/afl084. PMID: 16926202.

[24] Tricco AC, Thomas SM, Veroniki AA, Hamid JS, Cogo E, Strifler L, Khan PA, Robson R, Sibley KM, MacDon-ald H, Riva JJ, Thavorn K, Wilson C, Holroyd-Leduc J, Kerr GD, Feldman F, Majumdar SR, Jaglal SB, Hui W, Straus SE. Comparisons of interventions for preventing falls in older adults: a systematic review and Meta-analysis. JAMA. 2017; 318 (17): 1687 - 99. https://doi.org/10. 1001/jama. 2017. 15006. PMID: 29114830; PMCID: PMC5818787.

[25] Nikkel LE, Kates SL, Schreck M, Maceroli M, Mahmood B, Elfar JC. Length of hospital stay after hip fracture and risk of early mortality after discharge in New York state: retrospective cohort study. BMJ. 2015;351:h6246. https://doi.org/10. 1136/bmj. h6246. PMID: 26655876; PMCID: PMC4674667.

[26] Wang Z, Bhattacharyya T. Outcomes of hemiarthroplasty and Total hip arthroplasty for femoral neck fracture: a Medicare cohort study. J Orthop Trauma. 2017; 31 (5): 260 - 3. https://doi.org/10. 1097/BOT. 0000000000000814. PMID: 28431409; PMCID: PMC5407395.

[27] Avery PP, Baker RP, Walton MJ, Rooker JC, Squires B, Gargan MF, Bannister GC. Total hip replacement and hemiarthroplasty in mobile, independent patients with a displaced intracapsular fracture of the femoral neck: a seven-to ten-year follow-up report of a prospective randomised controlled trial. J Bone Joint Surg Br. 2011;93(8):1045 - 8. https://doi.org/10. 1302/0301 - 620X. 93B8. 27132. PMID: 21768626.

[28] Laflamme GY, Rouleau DM, Leduc S, Roy L, Beaumont E. The Timed Up and Go test is an early predictor of func-tional outcome after hemiarthroplasty for femoral neck fracture. J Bone Joint Surg Am. 2012;94(13):1175 - 9. https://doi.org/10. 2106/JBJS. J. 01952. PMID: 22760384.

第五章　　全髋关节置换术治疗移位股骨颈骨折

介　绍

髋部骨折是一种常见的脆性骨折，全球每年有 160 万人受到影响，而且在美国每年有超过 25 万人发病[1]。目前对于髋部骨折的发生率的推断是持续增加的，到 2050 年，全球每年髋部骨折发病例数预计将超过 600 万[2,3]。在老年患者中，髋部骨折的发病率和死亡率显著增高[4,5]。虽然年轻患者发生髋部骨折的概率非常低，并且其主要与高能量损伤有关，但是大多数老年人的髋部骨折却是由低能量的创伤造成的[4]。

在老年患者中，这些髋部骨折后有很高的发病率和死亡的风险[6,7]，尤其是在养老院中的居民，男性患者，90 岁以上的患者、有认知障碍和其他合并症的患者、未经手术治疗的患者以及在骨折前不能独立行走的患者[8-10]。这些患者有多种治疗方案，最佳的治疗方法会根据骨折形态和患者个人因素而有所不同。因此，对患者正确的评估和对手术适应证、手术风险和益处的全面评估，对这一人类群的治疗是至关重要的。

移位股骨颈骨折患者的治疗目标是什么？

大多数移位股骨颈骨折的治疗目标是使患者早期活动，改善疼痛，尽量减少并发症的风险，并改善患者的预后。这些目标通常可以通过手术方式来实现。随着更多的患者寿命的延长，生活更加活跃，全髋关节置换术（THA）已经成为股骨颈骨折患者的一种合适的治疗方案的选择，特别是在生活更加活跃的老年患者和已有症状性骨关节炎患者[11-14]。

本章回顾了全髋关节置换术的优势对股骨颈骨折的治疗。详细地提供了各种手术方法和围手术期中需要考虑的优化结果。

病例展示

一位健康的 77 岁妇女，能独立完成相关的日常生活活动，并继续从事相关工作，她摔倒时左髋部受伤。伤后她立即感到左腹股沟疼痛，无法站立，并到急诊科进行评估就诊。最初 X 线片显示（图 5-1），股骨颈骨折移位。

外科医生应如何决定哪种治疗方案是最适合这个患者的？

通过与患者充分沟通了解，得知其每天都在锻炼，而且以前没有髋关节疼痛。对其健康状况进行了评估：没有服用任何药物，独立生活，并且患者表示希望继续受伤前的生活方式。

如何对这种骨折进行分类呢？

对于老年患者来说，我们最常考虑的是骨折断端是无移位还是有移位，并以此来指导我们的治疗。骨折可以进一步分类为 Garden 分类（Ⅰ～Ⅳ）或 Pauwels 分类（Ⅰ～Ⅲ），这两种分类都有助于指导治疗。Garden Ⅰ是外翻嵌入骨折，Garden Ⅱ是无移位但完全骨折，Garden Ⅲ 为部分移位的完全骨折。而 Garden Ⅳ 是完全移位的骨折。Pauwels 根据骨折线与水平面的方向对骨折进行分类。在生理和负重

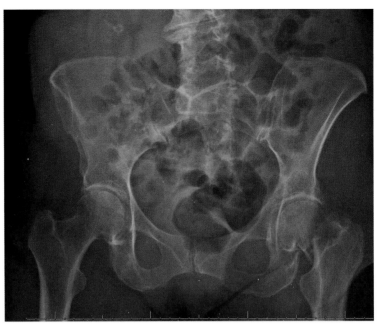

图 5‑1　骨盆 X 线片提示左侧 Garden Ⅳ型（完全移位）股骨颈骨折

载荷下，随着角度的增加，剪切力也随着增加。Pauwels Ⅰ型骨折线方向与水平方向夹角＜30°。Pauwels Ⅱ型骨折线方向与水平方向夹角为 30°～50°，Pauwels Ⅲ型骨折线方向与水平方向夹角＞50°。

根据 Garden 分类法，这个患者是 Garden Ⅳ型骨折。根据 Pauwels 分类法，该患者为 Pauwels Ⅲ型股骨颈骨折。

外科手术的短期目标是什么？

老年患者的手术治疗的目的应尽可能允许患者完全负重。完全负重是很重要的。因为许多老年患者无法遵守负重限制，而活动是必不可少的。完全负重的短期目标可以通过内固定和关节置换来实现。在 60 岁以上的无移位股骨颈骨折患者，内固定的失败率为 10%～27%[15、16]。这些研究中内固定失败被定义为塌陷＞2 cm，内固定缺失、内固定失败、骨不连、骨坏死和需要重新手术。需要进行翻修手术。1994 年，Lu‑Yao 等人进行了一项比较内固定与关节置换术荟萃分析[17]。他们的研究表明内固定失败率为 49%，并且内固定的再手术的相对风险是关节置换的 2.6 倍。最近的一项对 14 项 1 901 例患者的临床试验荟萃分析也表明，对于年龄＞65 岁的股骨颈骨折患者，关节置换术比开放复位内固定术的翻修手术率更低[18]。

因此，对于老年移位型股骨颈骨折患者，关节置换术比内固定更有科学依据。并且越来越多的文献支持对于 60 岁以上的移位型股骨颈骨折患者进行全髋关节置换术治疗[19]。我们建议外科医生完成一个完整的病史和身体状况的评估，并与患者讨论内固定和全髋关节置换术的手术风险和益处，从而决定什么是最适合该患者的治疗方法。

对这个患者来说全髋关节置换术的手术方式有哪些？

全髋关节置换术（THA）可以通过几种不同的手术入路来完成，包括直接前入路、前外侧入路、直接外侧入路和后入路。虽然没有一种方法被证明谁是最好的[20-22]，但最近的文献显示后路手术有较高的脱位率[23-25]。此外，也有一些证据表明，前路微创治疗可以改善术后早期活动、疼痛和患者的满意度[26-29]。

直接前入路（Hueter/Smith‑Peterson）

1883 年由 Carl Hueter 报告了髋关节的直接前入路（DAA），后来由 Marius SmithPeterson 在 1917

年发表推广此入路[30,31]。因为 DAA 是利用肌肉和神经的自然间隙进入髋关节，所以它被认为是一种微创的髋部入路方法。

DAA 最常见的手术方式是患者取仰卧位，在专门的骨科牵引台上，也可以在仰卧位上进行，腿部自然下垂。该入路是一个 8 cm 的纵向切口，在髂前上棘远端约 2 cm 和外侧 2 cm 的切口，并指向股骨前缘，与肌纤维走形一致。股外侧皮神经（LFCN）穿过该手术区域，该神经在手术中应予以保护。术前重要的是要告知患者，因为术中对 LFCN 的牵引可能会导致其大腿前外侧的皮肤麻木不适。纵向切开浅筋膜，进行钝性分离剥离，在缝匠肌和阔筋膜张肌（TFL）之间形成浅层肌间平面。然后钝性分离内侧的股直肌和外侧的髋关节外展肌之间的深层肌肉平面。根据外科医生的个人习惯，进行关节囊切开或者切除来暴露股骨头和股骨颈。

前外侧入路（Watson-Jones）

髋关节前外侧入路（ALA）是由 Reginald Watson-Jones 在 1936 年首次提出的[32]。这种手术入路方法经历了 Charnley、Harris 和 Muller 的多次改良。多次改良的目的是尽可能多地保留外展肌腱，同时仍能很好地暴露髋臼和股骨近端。

进行 ALA 手术时，患者仰卧于标准的手术台上。切口从髂前上棘和大转子顶端之间的中点开始，向大转子方向延伸，然后以弧形切口继续向股骨干远端平行。这个切口穿过皮肤和皮下组织，到达髂胫束（ITB）的水平。沿纤维方向切开纵向筋膜切口。臀中肌前 1/3 的插入点在大转子尖端的插入点附近被横切。外展肌向后牵拉，这样可以看到髋关节前关节囊的情况。通常横切臀小肌肌腱，留下一个小的肌腱袖口以便修复。通过放置牵拉器暴露髋关节前方，并进行关节囊切开或者切除术，以暴露股骨头和颈部。髋关节后伸和外旋，脱位髋关节。

直接外侧入路（Hardinge）

现代的直接外侧入路（DLA）是由 Hardinge 在 1982 年提出的[33]。这个手术入路将臀中肌和外侧肌分开，不使用真正的肌间或神经间平面。

DLA 是在标准的 OR 手术台上进行，患者处于侧卧位或仰卧位。对于侧卧位，患者使用 4 个支架来稳定。两个支架固定骨盆，两个支架固定胸部。术前体位摆放时注意确保骨盆真正处于侧位，以确保髋臼假体适当的外展和前倾。在铺巾之前，应将手术髋关节进行固定，确保患者有足够的稳定性，同时允许手术的部位有足够的可操作性。

DLA 切口从大转子（GT）前部中 1/3 处的近端 5 cm 处开始，并向股骨远端延伸至大转子远端 12 cm 处。将皮肤和皮下组织切开至阔筋膜和髂胫束（ITB）的水平，然后沿着这个纤维在大转子最外侧突起的前方纵向切开。切开大转子囊以暴露股骨近端外侧。确定臀中肌的前部和后部，并钝性剥离法在前部和中部的 1/3 处将肌肉与其纤维分开。近端延伸不应超过大转子近端 超过 3～5 cm，以避免损伤臀部上神经血管束。在远端，暴露的股外侧肌应该纵向分离，从大转子间嵴的远端开始，一直到皮肤切口的远端。切口向近端延伸至外侧粗隆骨膜和臀中肌肌腱，一直到臀中肌的肌肉交界处。臀中肌的前 1/3，臀小肌的大部分，以及股外侧肌的前部分可以作为股骨前肌的一个皮瓣，可以随着髋关节的逐渐外旋和内收。要特别注意在臀中肌和股外侧肌附着处之间保留一个厚而连续的皮瓣是很重要的。这对于获得强大的组织修复和愈合是很重要的。如果臀小肌肌腱可以被单独识别，其肌腱应从其骨性止点处横切 4～5 mm，留下一个足够坚固的残端，以保持后续修复的缝合。

在髋关节囊和外展肌之间的平面上，沿股骨颈从下外侧到上内侧通过一个骨膜结构，显示外展肌和股外侧肌的前部，并且从大转子的插入处被抬高。

清除髋关节前囊附着的脂肪。接下来将股直肌的反折头从髋关节囊和唇膜附着处锐利地切断，以利于暴露。然后进行前方关节囊清理，保留整个后囊和外旋肌。外旋髋关节，同时屈曲髋部和膝部，将腿放在无菌包布内，暴露股骨颈骨折。

接下来，根据术前计划截断股骨颈（通常在小转子上方 1～2 cm 处），将腿从无菌包布中取出，重新放置髋关节。将拉钩置于髋关节囊内，在髋臼后壁和髋臼前壁的后方，以观察股骨头，用锥形螺纹器械（"取头器"）抓住股骨头并从髋臼中取出。现在可以用手术刀和刮匙清理髋臼内的软组织和软骨，然后小心翼翼地将其磨适当的大小。必须强调的是，移位的股骨颈骨折患者的髋臼骨通常比骨关节炎患者的髋臼疏松得多，因此，骨折患者的髋臼很容易无意中被过度打磨。

后入路（Southern-Moore）

髋关节后入路（PA）是由 Von Langenbeck 在 1874 年首次提出的。Kocher 描述了股骨近端后方的纵行切口。两者结合起来，形成 Kocher-Langenbeck 切口。然而，现代的 PA 更加接近于 Moore 的方法[34]。

髋关节置换术的后路手术采用传统的手术床以侧卧位进行的。使用一个钉板和四个体位支架稳定患者，两个用于骨盆，两个用于胸部。在铺巾之前，应该确保骨盆稳定，同时手术侧髋部活动灵活便于手术进行。

从股骨骨干外侧中心大转子尖端远端 5 cm 处开始切开 10～12 cm 的切口，沿着大转子的后缘向近端延伸，之后向髂后上棘弯曲。皮肤和皮下组织被切开至筋膜、髂胫束的水平，然后与皮肤切口一致切开近端肌纤维。在近端，继续向上分离臀大肌中缝肌纤维。放置一个 Charnley 牵引器来固定臀大肌的纤维，并且分离 ITB 以方便深层解剖。深层剥离时，进行髋关节内旋，并从大转子附近的梨状肌和短外旋肌脱离；这些肌腱向后分离，以暴露髋关节后囊。为了暴露股骨头和股骨颈，沿着股骨颈的轴线进行关节囊切开术。通过屈膝、内收、进一步内旋和轻柔的牵引，使髋关节脱位（或暴露骨折）。

股骨、髋臼的制备

对于所有的手术方法，一旦暴露股骨颈骨折断端后，用摆锯行股骨颈水平截骨，可以改善显露，便于将股骨头从髋臼中取出。剩余的髋臼唇被切除。在髋臼的前部和后部使用拉钩以便于暴露髋臼。用刮匙从髋臼中清除软组织。磨锉髋臼开始于内侧，然后依次扩孔以保持髋臼的中心位置。使用打印 X 线片的术前规划和所选植入物的覆盖或基于计算机的模板软件，这些都可以使外科医生了解估计的组件大小，试验组件也可用于术中髋臼。一旦完成髋臼磨锉并选择了最终的髋臼杯组件，就可以用压配的方法安置髋臼杯，达到 40°±10° 的外展和 15°±10° 的前倾。然后可以插入试验性衬垫或最终的超高分子量聚乙烯衬垫后进行股骨准备。肢体的位置是方便暴露基于手术入路，使用盒式截骨器将股骨颈外侧残余骨质去除，使其沿着股骨轴线进入髓腔。然后进行连续扩髓，逐步增加尺寸，直到扩髓钻与管腔有良好的匹配和旋转稳定性。一旦达到适当的尺寸，安装试模股骨头，复位髋关节。对于 DAA，通常使用术中透视来评估与对侧髋关节相比，确认长度和偏移的恢复情况。对于其余的手术方法，通常通过运动范围来评估髋关节的稳定性，并使用其他方法来评估腿部长度，包括与对侧肢体相比，触摸髌骨和足。一旦外科医生对试模检查完毕，就将髋关节脱位，取出试模，冲洗组织，并植入最终假体。然后将髋关节复位并进行最终检查。然后对伤口进行大量的冲洗，并对伤口进行逐层缝合。如果没有医源性骨折等并发症，则允许患者在可以忍受的情况下完全负重，并立即开始进行物理治疗。

采用后路治疗的患者在术后至少 4 周内应禁止髋关节屈曲超过 60°，也禁止髋关节内旋和内收，以减少髋关节脱位的风险。目前还不清楚这些限制对其他手术方法是否有好处。

病例续析

患者接受了直接前入路全髋关节置换术，手术顺利，术后没有任何并发症。术后 X 线片显示见下图（图 5-2）。手术后出院，已经重返工作岗位，继续享受原来的正常生活。

关节置换术并发症的发生率与内固定术相比如何？

全髋关节置换术治疗移位的股骨颈骨折，已被广泛研究和报道[19]。Bhandari 等人进行了一项荟萃

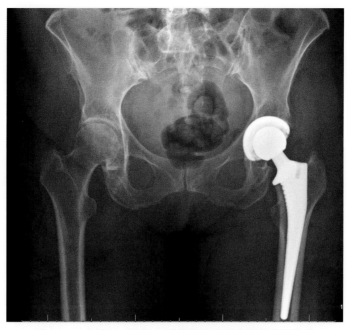

图 5‑2　术后 AP 骨盆 X 线片显示左侧全髋关节置换术

分析，比较了关节置换术（半髋置换术、双动和全髋关节置换术）与切开复位内固定治疗 65 岁以上患者的移位股骨颈骨折。作者发现，关节置换术治疗的患者感染率较高，手术时间较长，失血量较多，但与内固定相比，再次手术的风险明显较低。采用内固定手术治疗的低危险患者中有 10％发生内固定失败，高危险患者中有 50％发生内固定失败。作者建议进行临床试验以更好地评估相对风险和收益。Johansson 等人[35] 比较了闭合复位内固定和骨水泥全髋关节对于在老年人群中（75～101 岁的患者）的治疗效果。在非智力障碍者患者中，他们发现内固定的失败率为 55％，而全髋关节置换术为 5％。Keating 等人[36] 进行的一项多中心试验比较了切开复位内固定与半髋置换术和全髋关节置换术治疗 60 岁以上移位股骨颈骨折患者。在两年的时间里，切开复位内固定的费用是最高的，全髋关节置换术的功能效果最好。因此，对于生活能力良好的老年股骨颈骨折患者来说，全髋关节置换术是首选的治疗方法，这一点似乎得到了越来越多的科学支持。

关节置换术术后最常见的并发症有哪些？

　　与全髋关节置换术相关的主要并发症包括脱位、假体周围骨折、松动和失败。与因骨关节炎而接受全髋关节置换术的患者相比，有移位的股骨颈骨折患者的脱位率要高。虽然具体原因还不完全清楚，但造成这种差异的原因可能是多方面的。创伤可能导致髋关节周围的稳定结构受损，这可能是一个致病因素。假体周围骨折可以在手术中发生大转子或股骨矩的骨折。如果在术中发现，这些骨折可以得到固定。如果股骨矩骨折，术后没有及时发现和处理，股骨假体可能会下沉，并可能导致股骨近端螺旋形骨折，需要进行翻修手术。与非骨折接受全髋关节置换术的患者相比，股骨颈骨折的患者健康情况差，肌力可能较弱，而且可能术后的依从性较差。另外，非骨折接受全髋关节置换术的患者在术前往往有髋关节周围的僵硬，这使他们无法将髋关节移动到容易脱位的位置。

　　虽然有很好的数据支持在股骨颈骨折进行半关节置换术时使用骨水泥股骨植入物，但这并不总是适用于进行全髋关节置换术的老年活跃者。目前的压配式多孔涂层植入物的松动率非常低（＜0.5％）[37]。自 1977 年美国首次使用无骨水泥人工髋关节以来，我们看到了全髋关节置换术的几次进展，这些进展降低了低松动率、失效率和长期磨损率。手术效果良好的骨关节炎的全髋关节假体是一个持久的结构，在许多情况下，其预期寿命超过 20 年。无论股骨假体是否是骨水泥型，对于移位的股骨颈骨折，手术效果良好的全髋关节置换术有望有类似的长期结果，不过尚未得到研究证实。

其他并发症包括血栓栓塞、感染、伤口愈合延迟、下肢不等长、疼痛和跛行。虽然选择性全髋关节置换术患者可以被筛选，并在许多情况下对控制不佳的糖尿病、吸烟、体重指数（BMI）和可能导致延迟愈合的疾病进行治疗，但在骨折患者中，做到这些很难。然而，外科团队可以进行一些干预来减少这些患者的围手术期并发症。有效治疗和控制围手术期的血糖水平有助于减少并发症。由内科或老年医学科共同管理已被证明可以减少并发症并改善患者的预后[38]。在所有的手术入路中，仔细注意术中对下肢长度的评估，可以提高患者对下肢长度的满意度。在前外侧和直接外侧入路中对内收肌进行细致的解剖和修复外展肌，将减少术后恢复期间外展肌跛行或蹒跚的风险。

讨论和结论

治疗移位的股骨颈骨折的目标是早期活动和恢复功能，同时避免短期和远期并发症。因此，全髋关节置换术正在成为既往体健的股骨颈骨折老年患者的首选治疗方法。我们没有明确定义"老年人"，尽管目前的文献支持年龄大于60～65岁的患者可考虑采用全髋关节置换术。应进行更多的研究，以更彻底地调查不同年龄组患者的最佳治疗方法。因此，外科医生应进行全面的评估，并与患者讨论治疗方案的风险和益处，包括对这一患者群体进行切开复位、内固定和全髋关节置换术。

直接前入路、前外侧入路、直接外侧入路或后入路都可用于股骨颈骨折移位时的全髋关节置换术。我们在本章中对每种手术入路进行了回顾。有证据表明，在短期内，直接前路可以缩短住院时间，加快功能恢复并减少脱位[39-43]。美国骨科医师协会在2014年发布了临床实践指南[44]，指出有中等程度的证据支持在股骨颈骨折的情况下，后入路的脱位率更高。尽管有这些趋势，我们目前还没有足够的证据对单一的手术方式做出强有力的推荐。外科医生应该采用他们最熟悉的方法，以便为他们的患者取得最好的结果。

〔梁伟民　译〕

参考文献

［1］　Gullberg B，Johnell O，Kanis JA. World-wide projections for hip fracture. Osteoporos Int. 1997;7:407-13.

［2］　Friedman SM，Mendelson DA. Epidemiology of fragility fractures. Clin Geriatr Med. 2014;30:175-81.

［3］　Cooper C，Campion G，Melton LJ 3rd. Hip fractures in the elderly: a world-wide projection. Osteoporos Int. 1992;2:285-9.

［4］　Johnell O，Kanis JA. An estimate of the worldwide prevalence and disability associated with osteoporotic fractures. Osteoporos Int. 2006;17:1726-33.

［5］　Florschutz AV，Langford JR，Haidukewych GJ，et al. Femoral neck fractures: current management. J Orthop Trauma. 2015;29:121-9.

［6］　Wolinsky FD，Fitzgerald JF，Stump TE. The effect of hip fracture on mortality, hospitalization, and functional status: a prospective study. Am J Public Health. 1997;87:398-403.

［7］　Bentler SE，Liu L，Obrizan M，et al. The aftermath of hip fracture: discharge placement, functional status change, and mortality. Am J Epidemiol. 2009;170:1290-9.

［8］　Neuman MD，Silber JH，Magaziner JS，et al. Survival and functional outcomes after hip fracture among nursing home residents. JAMA Intern Med. 2014;174:1273-80.

［9］　Mariconda M，Costa GG，Cerbasi S，et al. The determinants of mortality and morbidity during the year following fracture of the hip: a prospective study. Bone Joint J. 2015;97-B:383-90.

［10］　Lunde A，Tell GS，Pedersen AB，et al. The role of comorbidity in mortality after hip fracture: a nationwide Norwegian study of 38,126 women with hip fracture matched to a general-population comparison cohort. Am J Epidemiol. 2019;188:398-407.

［11］　Johnson JP，Kleiner J，Goodman AD，et al. Treatment of femoral neck fractures in patients 45-64 years of age. Injury. 2019;50:708 - 12.

[12] Miller BJ, Callaghan JJ, Cram P, et al. Changing trends in the treatment of femoral neck fractures: a review of the american board of orthopaedic surgery database. J Bone Joint Surg Am. 2014;96:e149.

[13] Schmidt AH, Leighton R, Parvizi J, et al. Optimal arthroplasty for femoral neck fractures: is total hip arthroplasty the answer? J Orthop Trauma. 2009;23:428 - 33.

[14] Leighton RK, Schmidt AH, Collier P, et al. Advances in the treatment of intracapsular hip fractures in the elderly. Injury. 2007;38(Suppl 3):S24 - 34.

[15] Kain MS, Marcantonio AJ, Iorio R. Revision surgery occurs frequently after percutaneous fixation of stable femoral neck fractures in elderly patients. Clin Orthop Relat Res. 2014;472:4010 - 4.

[16] Hedgecock J, Humphrey C, Gorczyca J, Judd K, Soles G, John KJ. Minimally displaced femoral neck fractures in the elderly: is a simple pinning surgery better than hemiarthroplasty? In: Annual meeting of the Orthopaedic Trauma Association. Orthopaedic Trauma Association; 2016. p. 505 - 6.

[17] Lu-Yao GL, Keller RB, Littenberg B, Wennberg JE. Outcomes after displaced fractures of the femoral neck. A meta-analysis of one hundred and six published reports. J Bone Joint Surg Am. 1994 Jan;76(1):15 - 25. https://doi. org/10. 2106/00004623 - 199401000 - 00003.

[18] Bhandari M, Devereaux PJ, Swiontkowski MF, et al. Internal fixation compared with arthroplasty for displaced fractures of the femoral neck. A meta-analysis. J Bone Joint Surg Am. 2003;85:1673 - 81.

[19] Swart E, Roulette P, Leas D, Bozic KJ, Karunakar M. ORIF or arthroplasty for displaced femoral neck fractures in patients younger than 65. years old: an economic decision analysis. J Bone Joint Surg Am. 2017 Jan 4;99(1):65 - 75. https://doi. org/10. 2106/JBJS. 16. 00406.

[20] Robertson GA, Wood AM. Hip hemi-arthroplasty for neck of femur fracture: what is the current evidence? World J Orthop. 2018;9:235 - 44.

[21] Verzellotti S, Candrian C, Molina M, et al. Direct anterior versus posterolateral approach for bipolar hip hemiarthroplasty in femoral neck fractures: a prospective randomised study. Hip Int. 2020;30(6):810 - 7.

[22] Kristensen TB, Vinje T, Havelin LI, et al. Posterior approach compared to direct lateral approach resulted in better patient-reported outcome after hemiarthroplasty for femoral neck fracture. Acta Orthop. 2017;88:29 - 34.

[23] van der Sijp MPL, van Delft D, Krijnen P, et al. Surgical approaches and hemiarthroplasty outcomes for femoral neck fractures: a Meta-analysis. J Arthroplast. 2018;33:1617 - 27, e1619.

[24] Svenoy S, Westberg M, Figved W, et al. Posterior versus lateral approach for hemiarthroplasty after femoral neck fracture: early complications in a prospective cohort of 583 patients. Injury. 2017;48:1565 - 9.

[25] Rogmark C, Fenstad AM, Leonardsson O, et al. Posterior approach and uncemented stems increases the risk of reoperation after hemiarthroplasties in elderly hip fracture patients. Acta Orthop. 2014;85:18 - 25.

[26] Renken F, Renken S, Paech A, et al. Early functional results after hemiarthroplasty for femoral neck fracture: a randomized comparison between a minimal invasive and a conventional approach. BMC Musculoskelet Disord. 2012; 13:141.

[27] Unger AC, Dirksen B, Renken FG, et al. Treatment of femoral neck fracture with a minimal invasive surgical approach for hemiarthroplasty—clinical and radiological results in 180 geriatric patients. Open Orthop J. 2014;8:225 - 31.

[28] Schneider K, Audige L, Kuehnel SP, et al. The direct anterior approach in hemiarthroplasty for displaced femoral neck fractures. Int Orthop. 2012;36:1773 - 81.

[29] Neyisci C, Erdem Y, Bilekli AB, et al. Direct anterior approach versus posterolateral approach for hemiarthroplasty in the treatment of displaced femoral neck fractures in geriatric patients. Med Sci Monit. 2020;26:e919993.

[30] Hueter C. Fünfte abtheilung: die verletzung und krankheiten des hüftgelenkes, neunundzwanzigstes capitel. In: Hueter C, editor. Grundriss der chirurgie. Leipzig: FCW Vogel; 1883. p. 129 - 200.

[31] Smith-Petersen MN. A new supra-articular subperiosteal approach to the hip joint. J Bone Joint Surg Am. 1917;s2 - 15:592 - 5.

[32] Watson-Jones R. Fractures of the neck of the femur. Br J Surg. 1936;23:787.

[33] Hardinge K. The direct lateral approach to the hip. J Bone Joint Surg Br. 1982;64:17-9.

[34] Moore AT. The self-locking metal hip prosthesis. J Bone Joint Surg Am. 1957;39-A:811-27.

[35] Johansson T. Internal fixation compared with total hip replacement for displaced femoral neck fractures: a minimum fifteen-year follow-up study of a previously reported randomized trial. J Bone Joint Surg Am. 2014;96:e46.

[36] Keating JF, Grant A, Masson M, et al. Randomized comparison of reduction and fixation, bipolar hemiarthroplasty, and total hip arthroplasty. Treatment of displaced intracapsular hip fractures in healthy older patients. J Bone Joint Surg Am. 2006;88:249-60.

[37] Pellicci PM, Tria AJ, Garvin KL. Orthopaedic knowledge update: hip and knee reconstruction. Rosemont: American Academy of Orthopaedic Surgeons; 2000.

[38] Friedman SM, Mendelson DA, Kates SL, et al. Geriatric co-management of proximal femur fractures: total quality management and protocoldriven care result in better outcomes for a frail patient population. J Am Geriatr Soc. 2008;56:1349-56.

[39] Higgins BT, Barlow DR, Heagerty NE, et al. Anterior vs. posterior approach for total hip arthroplasty, a systematic review and meta-analysis. J Arthroplast. 2015;30:419-34.

[40] Martin CT, Pugely AJ, Gao Y, et al. A comparison of hospital length of stay and short-term morbidity between the anterior and the posterior approaches to total hip arthroplasty. J Arthroplast. 2013;28:849-54.

[41] Zawadsky MW, Paulus MC, Murray PJ, et al. Early outcome comparison between the direct anterior approach and the mini-incision posterior approach for primary total hip arthroplasty: 150 consecutive cases. J Arthroplast. 2014;29:1256-60.

[42] Barrett WP, Turner SE, Leopold JP. Prospective randomized study of direct anterior vs postero-lateral approach for total hip arthroplasty. J Arthroplast. 2013;28:1634-8.

[43] Taunton MJ, Mason JB, Odum SM, et al. Direct anterior total hip arthroplasty yields more rapid voluntary cessation of all walking aids: a prospective, randomized clinical trial. J Arthroplast. 2014;29:169-72.

[44] American Academy of Orthopaedic Surgeons. Moderate evidence supports a benefit to total hip arthroplasty in properly selected patients with unstable (displaced) femoral neck fractures. In: Management of hip fractures in the elderly. American Academy of Orthopaedic Surgeons; 2014. http://www.orthoguidelines.org/guideline-detail? id=1239.

第六章　移位股骨颈骨折的治疗之争

病　例

Dave，64岁，因被他的狗绊倒摔伤于当天下午被送到了急诊室。Dave左侧髋部摔伤，下肢轻微缩短及旋转畸形。尽管摔伤后左髋疼痛，Dave的心情似乎还挺不错。当问他入院前进食是什么时候，Dave微笑着回答：“今天天气不错呢，半小时前我才喝了瓶啤酒。”实际上Dave有点超重，同时患有糖尿病和高血压。作为长期从事管理工作的Dave表示，随着自己年龄的增长，他在工作上已经变得越来越力不从心。

Dave在口服止痛药后被推到了放射科进行检查。X线结果显示如下（图6-1）。

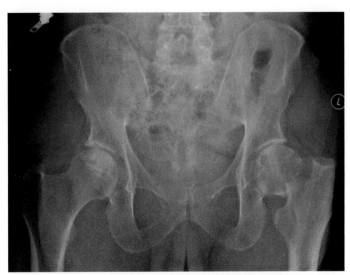

图6-1　骨盆正位平片显示左侧股骨颈骨折移位

与此同时，Dave的妻子想和主管医生单独谈下。她担心自己的丈夫不注重健康，下班后的Dave为了缓解工作上的压力总是要喝上几杯，体重也一直在增加。在过去的一年中，Dave已经摔倒了好几次。她希望主管医生在Dave的生活方式上给予一些好的建议。

我们通过对Dave进一步检查，发现他血压165/95 mmHg，心肺听诊未见异常，腹部周围有皮疹，左脚有一个鸡眼，皮肤表面上伴有一个小的淡黄色溃疡。

Dave住进骨科病房后，我们考虑哪种治疗方式才是对他最好的选择呢？复位内固定，全髋关节置换术，还是半髋关节置换术？

这3种不同治疗方案相对的优劣势又各是什么？

手术方案的选择

内固定

尽管股骨颈骨折内固定术后有30％～50％的概率发展为骨折不愈合或股骨头缺血性坏死，这种情况下通常需要进行二次人工关节置换手术来挽救患者髋关节功能，但内固定术所具备的手术时间短、创面及深部感染风险低的优点是其他术式无法比拟的[1]。此外股骨颈骨折通过内固定的方式达到骨折愈合，从而保留了原有的髋关节功能。虽然这种理论上的优势在文献中尚未被证实[2-4]，但对于年轻人移位的股骨颈骨折而言，内固定术已成为公认的首选治疗方案。有文献报道在8～12小时内进行手术有利于降低股骨头坏死的概率，但结论并不确切[5]。术中做到股骨颈骨折的精确复位是促进骨折愈合的第一步。与闭合复位相比，切开复位并没有明显的优势[6,7]。此外，空心钉必须做到准确地植入以起到良好的固定效果[8]。总之，股骨颈骨折闭合复位内固定是一个非常考验骨科医生手艺的手术！

全髋关节置换术

全髋关节置换术意指换掉髋关节的股骨和髋臼两侧。术前通常需要考虑到手术入路、应用骨水泥固定假体柄和臼杯。为了降低全髋置换术后的脱位率，假体组件位置和角度的安放尤为重要。相较于半髋关节置换术而言，更为复杂的全髋关节置换术需要进一步降低手术并发症，从而对术者提出了更高的要求[9,10]。全髋关节置换术的优势在于切除了髋臼软骨从而消除了术后因髋臼软骨磨损而引起的疼痛，但同时也导致全髋关节置换术比半髋关节置换术后更容易发生脱位[11]。此外，临床随机对照试验发现对于年轻健康的患者行全髋关节置换术比半髋关节置换术长期获益更好[3, 12-14]。

半髋关节置换术

对于受伤前就已经出现功能或认知障碍的老年髋部脆性骨折患者，半髋关节置换术是治疗这类型移位股骨颈骨折最常见的治疗方法。由于这类老年患者主要在室内活动以及预期寿命有限，金属假体股骨头与患者自身髋臼软骨之间的磨损率并不高[13]。值得注意的是，现代外科技术通过改良假体的设计来降低髋臼的磨损率，从而改善低运动量患者的远期预后。相较于全髋关节置换术，对体弱的老年患者行半髋关节置换术可以缩短手术时间，减少失血量，降低术后脱位的风险。此外在紧急情况下采用半髋关节置换术也更容易实现，尤其是要求24小时内完成的急诊髋部骨折手术[15]。需要立即行手术治疗的急诊髋部骨折患者给医疗中心带来了不小的挑战，而值急诊班的年轻外科医生们又往往缺乏全髋关节置换术的经验。由于术中不需要安置与固定髋臼杯，半髋关节置换术被认为是一种容错率更高的手术。

注意事项

哪些因素需要进行仔细考察、全面评估后再决定哪种治疗选择才是Dave的最佳治疗方案呢？

老年髋部骨折患者通常年龄在80岁左右，有的甚至超过100岁，从年龄上来看Dave还比较年轻。在这个年龄段的男性遭受低能量外伤后导致的髋部骨折提示Dave可能患有骨质疏松症。女性髋部骨折的主要原因是骨质疏松，而男性主要原因包括疾病、生活方式（饮酒、吸烟、药物以及其他危险因素）。由于此前已经出现的代谢综合征以及活动量减少的迹象，Dave的预期寿命低于很多同龄人。除了将来发生跌倒的风险和感染等危险因素外，我们还需要判断患者接受治疗的依从性。所以在更广泛的应用层面上来讲，每家医院都需要根据其自身医疗条件、外科医生和其他工作人员的技术水平来制订治疗方案。

内固定治疗的注意事项

国际上针对Dave这个年龄段的股骨颈骨折首推内固定治疗方案。原因是年轻患者在内固定失效后必要时可再次接受手术治疗，不丢失髋关节正常功能且能耐受卧床相关并发症。骨折愈合风险与年龄似乎并不相关。例如，移位型股骨颈骨折患者内固定术后，中年人和老年人发生骨折不愈合、股骨头缺血性坏死的概率相同。恰当并正确地告知患者内固定术后骨折愈合时间较长、需要更长时间的康养期，以及后期可能需要行二次人工关节置换手术，良好的沟通以达到患者的充分理解与信任是至关重要的。此外，在适当的时候及时准备好补救手术，也会增加患者的满意度。外科医生需要对自己的复位和内固定技术都要有信心，因为这两者都已被证明对患者的预后有明显的影响。[8, 16]

如果我们假设Dave有酒精依赖，他在关节置换手术后脱位的风险可能会增加。此外，营养状况差和皮肤及伤口感染均可增加感染的风险。结合考虑上述因素，我们倾向于采用闭合复位内固定来治疗Dave。

全髋关节置换术的注意事项

全髋关节置换术常被用于活动量较大、相对健康的老年人，以期获得更好的功能性结果[17]。在这里，我们必须认识到植入物本身并不能保证良好的功能结果。术后患者参与运动康复锻炼的能力和意愿才是决定性因素[18]。随机试验结果表明，全关节置换术和半关节置换术在受伤几年后才会有明显区别[13]。因此，理论上患者需要有足够的预期寿命和积极的生活方式，才能通过全髋关节置换术获益。此外，他还必须具备将理论转化为实践的能力。所以首先我们必须问自己，我们能不能激励Dave？也许他的总体健康状况并没有那么糟？其次，我们必须评估我们急诊做全髋关节置换术的能力。科室能否提供高质量的急诊全髋关节置换术？为克服该类手术治疗股骨颈骨折的不足，外科医生需要定期做髋关节置换术。考虑到骨折患者脱位的风险比骨关节炎患者高得多，任何假体错位都更有可能对骨折患者产生负面影响。

如果我们既能进行令人满意的全髋关节置换术，又能帮助Dave恢复健康的生活方式，那么他就可能会从这样的手术方案中受益。

半髋关节置换术的注意事项

在许多国家，半关节置换术是移位型股骨颈骨折的主要治疗方法。与内固定相比，半髋关节置换术后再次手术的风险从30％～40％降低至5％～10％[1]。同时半髋关节置换术在功能恢复上也会带来一些好处，至少在短期内。然而与内固定相比，半髋关节置换术后出现深部感染的风险更高。但与全髋关节置换术相比，半髋关节置换术后脱位的风险更低。

病例续析

在打了股神经阻滞并到达病房后，Dave的血压降至正常。之后，Dave在伤后的当天早上急诊行外侧入路骨水泥型半髋关节置换术（图6-2）。

当晚Dave在帮助下可以坐在床边。在第一天的活动中，Dave感到头晕，并在当天晚些时候感到神志不清、心动过速和皮肤湿冷。我们怀疑Dave有酒精戒断综合征，于是给予了苯二氮䓬类和硫胺素药物对症治疗，之后Dave恢复了血流动力学稳定，酒精戒断综合征逐渐消失。随后Dave开始了物理治疗，2天内他就可以用滚轮助行器行走并出院回家。我们给Dave的家庭医生寄出了转诊信，要求他在Dave戒酒和糖尿病控制方面给予支持。由于Dave出现术后感染的风险增加，所以他的手术切口缝线留到2周后在骨科门诊进行拆除。切口没有感染的迹象。通过门诊的物理治疗，Dave已经能够扶拐行走。Dave每周接受一次物理治疗，4个月后能够完全在室内行走，但他需要依靠拐杖才能走更远的距离。

5年后Dave再次前来就诊，这次他因为糖尿病坏疽而需要前足截肢。这时候他的力量已经不能够恢复行走能力，需要依靠轮椅才能活动（图6-3）。

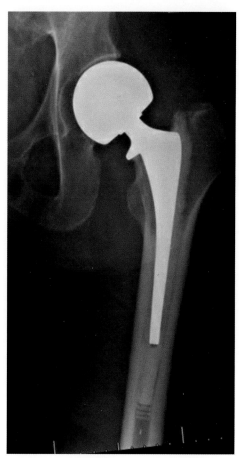

图6-2　术后髋关节正位片。采用的骨水泥柄，对线轻度内翻

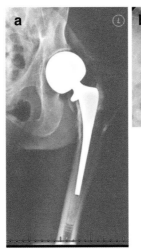
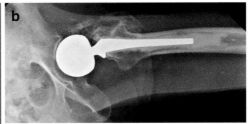

图 6-3　半髋关节置换术后 5 年随访所示的髋关节正侧位 DR 片

经验总结

作为首诊主治医师，我们需要获得关于患者及其当前情况的充分和正确的信息。在急诊复杂的情况下建立与患者彼此信任的关系需要一些经验和技巧。患者除了疼痛还会感到害怕和紧张，有的患者为了掩饰，会假装精神饱满的样子，从而掩盖了很多急、慢性疾病的症状。诚然，我们都希望自己是一个健康的人，不愿承认自己变老和衰弱。所以当被问及日常体力和功能需求的问题，患者的回答结果可能会被夸大，这反映了他们希望自己能做什么，或是若干年前的水平。所以我们可以试着问一些具体的问题，例如"你上次爬了很多楼梯是什么时候？""你上次一个人出去是什么时候？"尤其是早期阿尔茨海默病的患者在讲述他们所能做的事情的时候，他们往往显得非常有说服力。但真实的情况却往往并非如此。

因为世界各地的法律和传统习俗不同，患者和家属所提供的关于最后手术决定性信息也各不相同。理想情况下，无论是主动同意还是被动同意，从外科医生那里获得的平衡和可理解的信息应该成为共同决定的基础。为了提供这样的信息，作为外科医生，我们必须充分理解为什么我们会选择一种治疗方法而不是另一种，并能够解释每个病例不同治疗方案选择的利弊，以帮助患者和家属进行权衡和选择。

最后，每一个治疗策略的决定都是有所代价的。我们在推荐任何一种治疗方法的时候都应该秉持谨慎的态度。患者、家属、医护人员都需要明白，外科手术只是临床治疗的一部分，高质量的护理和康复同等重要。

〔李佳兵　译〕

参考文献

［1］ Gao H, Liu Z, Xing D, Gong M. Which is the best alternative for displaced femoral neck fractures in the elderly：a meta-analysis. Clin Orthop Relat Res. 2012；470(6)：1782-91.

［2］ Frihagen F, Nordsletten L, Madsen JE. Hemiarthroplasty or internal fixation for intracapsular displaced femoral neck fractures：randomised controlled trial. BMJ. 2007；335(7632)：1251-4.

［3］ Keating J, Grant A, Masson M, Scott N, Forbes J. Randomized comparison of reduction and fixation, bipolar hemiarthroplasty, and total hip arthroplasty：treatment of displaced intracapsular hip fractures in healthy older patients. J Bone Joint Surg Am. 2006；88(2)：249-60.

［4］ Leonardsson O, Sernbo I, Carlsson Å, Åkesson K, Rogmark C. Longterm follow-up of replacement compared with internal fixation for displaced femoral neck fractures：results at ten years in a randomised study of 450 patients. J Bone

Joint Surg. 2010;92(3):406 - 12.

[5] Damany D, Parker MJ, Chojnowski A. Complications after intracapsular hip fractures in young adults: a meta-analysis of 18 published studies involving 564 fractures. Injury. 2005;36(1):131 - 41.

[6] Ghayoumi P, Kandemir U, Morshed S. Evidence based update: open versus closed reduction. Injury. 2015;46(3): 467 - 73.

[7] Patterson JT, Ishii K, Tornetta P 3rd, Leighton RK, Friess DM, Jones CB, Levine A, Maclean JJ, Miclau T 3rd, Mullis BH, Obremskey WT, Ostrum RF, Reid JS, Ruder JA, Saleh A, Schmidt AH, Teague DC, Tsismenakis A, Westberg JR, Morshed S. Open reduction is associated with greater hazard of early reoperation after internal fixation of displaced femoral neck fractures in adults 18~65 years. J Orthop Trauma. 2020;34(6):294 - 301.

[8] Nyholm AM, Palm H, Sandholdt H, Troelsen A, Gromov K. Risk of reoperation within 12 months following osteosynthesis of a displaced femoral neck fracture is linked mainly to initial fracture displacement while risk of death may be linked to bone quality: a cohort study from Danish Fracture Database. Acta Orthop. 2020;91(1):1 - 75.

[9] Ravi B, Jenkinson R, Austin PC, Croxford R, Wasserstein D, Escott B, et al. Relation between surgeon volume and risk of complications after total hip arthroplasty: propensity score matched cohort study. BMJ. 2014;348:g3284.

[10] Shah SN, Wainess RM, Karunakar MA. Hemiarthroplasty for femoral neck fracture in the elderly: surgeon and hospital volume-related outcomes. J Arthroplast. 2005;20(4):503 - 8.

[11] Metcalfe D, Judge A, Perry DC, Gabbe B, Zogg CK, Costa ML. Total hip arthroplasty versus hemiarthroplasty for independently mobile older adults with intracapsular hip fractures. BMC Musculoskelet Disord. 2019;20(1):226.

[12] Baker R, Squires B, Gargan M, Bannister G. Total hip arthroplasty and hemiarthroplasty in mobile, independent patients with a displaced intracapsular fracture of the femoral neck: a randomized, controlled trial. J Bone Joint Surg Am. 2006;88(12):2583 - 9.

[13] Hedbeck CJ, Enocson A, Lapidus G, Blomfeldt R, Törnkvist H, Ponzer S, et al. Comparison of bipolar hemiarthroplasty with total hip arthroplasty for displaced femoral neck fractures: a concise four-year follow-up of a randomized trial. J Bone Joint Surg Am. 2011;93(5):445 - 50.

[14] Macaulay W, Nellans KW, Garvin KL, Iorio R, Healy WL, Rosenwasser MP, et al. Prospective randomized clinical trial comparing hemiarthroplasty to total hip arthroplasty in the treatment of displaced femoral neck fractures: winner of the Dorr Award. J Arthroplast. 2008;23(6):2 - 8.

[15] Rogmark C. Time to Put Aside the Controversy Between Total Hip Arthroplasty and Hemiarthroplasty: Commentary on an article by Bheeshma Ravi, MD, PhD, et al. Comparing complications and costs of total hip arthroplasty and hemiarthroplasty for femoral neck fractures. A propensity score-matched, population-based study. J Bone Joint Surg Am. 2019;101(7):e29.

[16] Rogmark C, Kristensen MT, Viberg B, Rönnquist SS, Overgaard S, Palm H. Hip fractures in the non-elderly—who, why and whither? Injury. 2018;49(8):1445 - 50.

[17] Hopley C, Stengel D, Ekkernkamp A, Wich M. Primary total hip arthroplasty versus hemiarthroplasty for displaced intracapsular hip fractures in older patients: systematic review. BMJ. 2010;340:c2332.

[18] Diong J, Allen N, Sherrington C. Structured exercise improves mobility after hip fracture: a meta-analysis with meta- regression. Br J Sports Med. 2016;50(6):346 - 55.

第七章   移位股骨颈骨折的并发症——无菌性坏死

病 例

一名 22 岁男子在一辆机动车与拖挂车的正面碰撞时左髋严重受伤（图 7-1）。他是未系安全带的后排乘客，同时还受了脑挫伤。既往体健，那他发生股骨头缺血性坏死的危险因素有哪些呢？

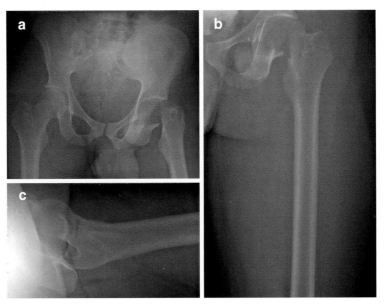

图 7-1   髋关节正位（AP）X 线片（a）、左股骨近端正位 X 线片（b）和左髋的侧位 X 线片（c）显示左股骨头骨折伴股骨头向内侧脱位

流行病学

当股骨颈骨折后发生股骨头缺血性坏死（AVN）时，通常是由于创伤引起的股骨头血流灌注相关损伤所致。股骨颈骨折移位后，股骨头缺血性坏死的发生率较高。AVN 也发生在髋关节无创伤的情况下，是患者因为髋关节疼痛症状到关节外科医生处就诊时最常见的诊断。虽然股骨头坏死被认为是由股骨头微循环破坏、软骨下骨坏死、骨重塑受损以及最终软骨退行性变等循环引起的，但很多非创伤性股骨头坏死的病因仍尚未完全明确。

平均而言，AVN 在男性患者中更常见，与原发性骨关节炎相比，其发病年龄更年轻，在 25～44 岁男性患者中发病率最高[29]。在非创伤性病例中，AVN 的潜在危险因素是多种多样的，最常见的关联是酒精使用和皮质类固醇使用。还有许多其他不太常见的因素，包括先天性疾病（Legg Calve-Perthes 病）、血液系统疾病（镰状细胞贫血、血红蛋白病、血液恶性肿瘤）、代谢性疾病（糖尿病、慢性肝病）、风湿性疾病（系统性红斑狼疮）和传染性疾病（人类免疫缺陷病毒）。地理环境似乎也有一定关系，因为亚洲的发病率高于北欧/美国/澳大利亚。例如，在澳大利亚，大约 3% 的全髋关节置换术用于治疗潜在的 AVN，而在韩国，可能高达 40% 的病例[4,33]。这个现象表明遗传因素也是一个风险因素，尽管这可能是一个多因素所致的风险，包括饮食、气候、生活方式和/或医疗体系政策。在许多病例中，基础疾病过程与药物使用引起的医源性 AVN 的相对作用并不完全清楚，高达 40% 的 AVN 病例仍被诊断为"特发性"[51]。值得注意的是，任何这些潜在条件都可能导致股骨颈骨折患者发生缺血性坏死的风险增加。

患者急诊行股骨颈骨折切开复位内固定术（图 7-2）。骨折对位良好，实现了稳定的内固定（图 7-3）。股骨头的灌注是什么？为什么可能会受损？

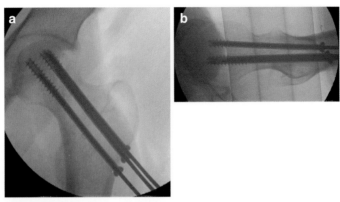

图 7-2 在切开复位和内固定过程中，术中正位（a）和侧位（b）X 线片显示骨折解剖复位和 3 枚半螺纹空心钉的位置。由于高能量创伤，股骨头外上侧部分缺损

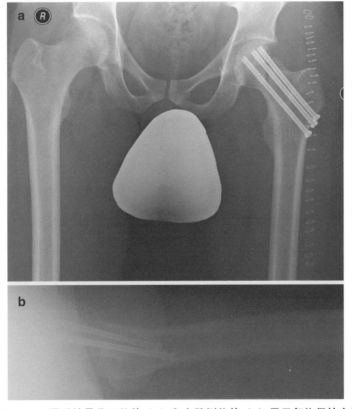

图 7-3 2 周后的骨盆正位片（a）和左髋侧位片（b）显示复位保持良好

发病机制（血液供应概述）

AVN 发生的一个常见原因是股骨头微循环的破坏。股骨头的主要血供来自旋股内侧动脉升支（MFCA）。MFCA 起源于股深动脉，有三个连续段：横段、升段和深段。MFCA 横段有一个恒定的下支持带支，沿前下关节囊生长，最终进入后下区的股骨头[31]。MFCA 横段继续上行为 MFCA 升段，沿

着闭孔外肌的远侧边缘上行为 MFCA 的深支，经上孖肌进入后上关节囊[31]。深支则有囊内终末支——上支持带动脉——是大多数股骨头的主要血液供应[31]。与臀下动脉梨状肌支的吻合也有助于闭孔外区域 MFCA 深支的血液供应[30]。虽然 MFCA 是股骨头的主要血液供应，但旋股外动脉（LFCA）为股骨颈前下段提供分支，这可能与骨折愈合有关[31]。股骨颈骨折移位对股骨头灌注的动脉来源造成创伤。移位和脱位较大的股骨颈骨折对股骨头灌注造成更大的破坏。

对于非创伤性 AVN 的病因，股骨头微循环破裂和骨坏死的结合最终导致临床上可见的 AVN 软骨损伤。在 AVN 的发病过程中，缺血/组织坏死期被认为是最初的损伤，尽管这在临床上通常是无症状的[20]。这种微血管破裂的机制有很多，包括血管内压力增加或血栓阻塞；血管内脂质或斑块；股骨头内脂质代谢的改变导致微血管外部压力增加，导致阻塞[8,9,12,20,28,51]。这些病变可能涉及静脉或动脉系统，静脉流出道阻塞被认为更为严重。

病例续析

患者在 3 个月时骨折愈合良好，逐步开始活动时无疼痛（图 7-4）。然而在 7 个月时，他出现髋关节不适，并进行了放射学检查，提示股骨头缺血性坏死（图 7-5 和图 7-6）。股骨头缺血性坏死导致髋关节进行性破坏的过程是什么？一旦发生骨坏死，无论 AVN 的病因是创伤性的还是非创伤性的，其发病机制都是相似的。在早期阶段，矿化骨基质没有改变；然而，在光学显微镜下可以看到骨细胞坏死，包括骨髓源性细胞、成骨细胞、骨细胞和毛细血管内皮细胞[20]。

在早期缺血/坏死阶段之后是修复阶段。其特点是新的穿透血管的血运重建，这些血管携带的骨祖

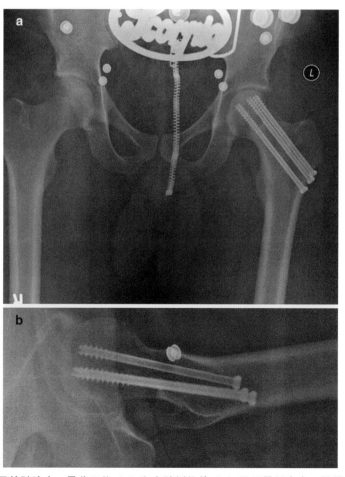

图 7-4　在 3 个月的随访中，骨盆正位（a）和左髋侧位片（b）显示骨折愈合，股骨头外上区持续性缺损

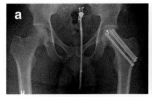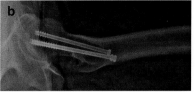

图7-5 患者在受伤7个月后伴随"砰"的一声突然出现髋关节疼痛。骨盆X线片（a）显示左侧股骨头的骨折愈合和相关的硬化。白色箭头表示关节面软骨下塌陷后的小台阶。侧位片（b）显示股骨头前部密度不规则，在该视图中没有关节对合不良

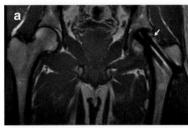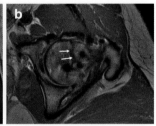

图7-6 典型的冠状面（a）和轴向（b）MRI扫描显示来自螺钉的伪影。箭头表示正常股骨头和坏死股骨头之间的信号变化

细胞最终有助于骨重建过程。细胞增殖、爬行，与成骨细胞一起在坏死的骨小梁上形成编织骨，从而增加小梁厚度和射线照相密度[6]。然后是重塑阶段。在这个过程中，重要的是骨形成和吸收之间的平衡。在高灌注区域，骨形成将超过骨吸收，而在相对缺血区域，骨吸收将超过骨形成。因此，在离骨折较远且更可能缺血的股骨头软骨下骨中，破骨细胞骨吸收发生的程度大于骨形成，导致相对软骨下骨溶解[20]。在离关节表面较远、血液流动改善的区域，骨形成可能占主导地位，形成更为硬化的骨质[20]。软骨下区域骨吸收的净增加导致现有软骨下骨的弱化。这可能导致微骨折，导致疼痛，并最终导致覆盖的软骨下骨和关节软骨塌陷[20]。这种对股骨头关节软骨的机械破坏减少了关节接触面积和负重，并且是AVN后期发生的进行性软骨退变和髋关节疼痛症状的关键因素。

在创伤后股骨头缺血坏死的情况下，股骨头血液供应的中断，部分原因是股骨近端骨折或股骨头脱位导致的创伤对血管系统的破坏。支持这一理论的是，股骨颈骨折后发生AVN最重要的危险因素是骨折初始移位的程度。股骨颈骨折固定后AVN发生率的估计值在未移位的骨折中为6％～20％，而移位骨折为15％～86％[6,19,41,43,48,54-59]。目前尚不清楚我们在预防AVN方面的努力是否随着时间的推移使发病率降低[60]。

这位患者骨折愈合、伤后7个月内无症状的表现是否罕见?

AVN患者通常表现为有症状的髋部疼痛，并且随着负重活动而加重。它经常局限于腹股沟、髋关节外侧和/或臀部，有时辐射至大腿前部、膝盖和小腿前部。创伤后AVN的症状通常在受伤后不久（6个月内）出现，但可能在受伤后6年才出现延迟症状[30]。并非所有AVN患者都会出现明显的髋关节疼痛，这取决于其关节面塌陷程度和随后的退行性髋关节疾病。事实上，股骨颈骨折固定术后出现影像学AVN的患者中有很大一部分（超过30％～50％）症状轻微，在早期随访时不需额外治疗[21,41]。在接受切开复位后移位的股骨颈骨折中，多达80％的患者在磁共振成像上可以看到AVN的小病灶区域，特别是在股骨头的内上象限，但这些病变的临床意义尚未报道[32]。有些AVN病例仍然无症状，尤其是病变很小且不直接位于负重面。

股骨颈骨折后AVN患者的体格检查结果与原发性骨关节炎患者相似：随着退行性关节疾病的加重，髋关节内旋疼痛，活动度较对侧减小。然而，在病程的早期，与原发性骨关节炎患者相比，由于AVN患者退行变过程持续时间较短，故髋关节活动范围更大。这一点是值得注意的，因为在全髋关节置换术（THA）后，运动的增加易导致脱位率的增加。在体检时，应注意所有原手术切口的位置，因

为它们可能会影响后续治疗手术入路的选择（如有必要）。

如何对图 7-5 中的缺血性坏死进行分类？

目前股骨头缺血性坏死的分期是基于影像学研究，特别是平片和 MRI。最广泛使用的分类系统，即 Ficat 分类，最初是基于普通放射学检查、患者症状和有创检测结果（包括"骨髓功能探查"）的组合。幸运的是，这种改变随着时间的推移而发展，侵袭性骨髓检测已从分期标准中删除[17,44,61]，同时增加了 MRI，这为 AVN 的早期检测提供了一些优势（表 7-1）。创伤后 AVN 的患者，因保留的内固定物可能会产生伪影，从而影响 MRI 图像对周围骨骼的评估。因此，在该患者群体中使用金属伪影抑制技术以减少内固定物对 MRI 扫描质量的影响非常重要。尽管 Ficat 分期广泛使用，但是该分类组内和组间的可靠性较差，大多数研究的平均 kappa 值＜0.5[47]。

表 7-1   **修正后 Ficat 分级系统**

分期	影像学检查
0 期	无症状，影像学检查前，无异常影像学检查。
Ⅰ期	髋关节疼痛，平片正常，MRI 可见骨髓信号异常、股骨头水肿。
Ⅱ期	平片可见股骨头异常型号，囊性变和/或硬化性改变。
Ⅲ期	平片上可见股骨头软骨下骨折（"新月征"），+/−塌陷。
Ⅳ期	关节面出现退行性改变

另一个基于高级成像研究的更详细分类系统是 Steinberg 分类（表 7-2）。它还试图对病变的大小进行分级。但是其组间和组内的可靠性并不总是优于 Ficat 分类[47]。其他使用较少的分类系统包括骨循环研究协会（ARCO）系统和日本研究会分类。这些分类系统没有一个比以前使用的系统表现出更好的可靠性。

表 7-2   **Steinberg 分类**

0 期	影像学检查正常
Ⅰ期	X 线片正常、骨扫描或 MRI 异常
	A：累及＜15％的股骨头（轻度）
	B：累及 15％～30％的股骨头（中度）
	C：累及＞30％的股骨头（重度）
Ⅱ期	股骨头囊性和/或硬化性改变
	A：累及＜15％的股骨头（轻度）
	B：累及 15％～30％的股骨头（中度）
	C：累及＞30％的股骨头（重度）
Ⅲ期	软骨下塌陷（新月征）
	A：累及＜15％的股骨头（轻度）
	B：累及 15％～30％的股骨头（中度）
	C：累及＞30％的股骨头（重度）
Ⅳ期	股骨头塌陷变扁
	A：累及＜15％的股骨头（轻度）
	B：累及 15％～30％的股骨头（中度）

续表

	C：累及＞30％的股骨头（重度）
Ⅴ期	髋臼侧关节间隙狭窄或退行性改变
	A：轻度
	B：中度
	C：重度
Ⅵ期	髋臼侧、股骨头侧均有广泛退行性变

案例介绍

治疗该患者早期股骨头塌陷（Ficat Ⅲ期；Steinberg ⅢC 期）的关节保留方案有哪些？

保守治疗和药物治疗

一旦 AVN 确诊，可以考虑多种不同的非手术治疗方案。应该注意的是，大多数关于治疗结果的报告都与非创伤性 AVN 有关，并且可能与创伤性 AVN 的治疗结果无关，但如果遵循这些原则，可能会有所获益。非手术治疗的共同目标是防止股骨头塌陷，直到坏死股骨头完全重塑（和恢复活力）。如果塌陷已经发生，那么目标就是控制疼痛。这些治疗的总体成功率仍不确定，对于何时使用这些技术还没有达成共识。

在股骨头塌陷前的 AVN 早期阶段，可以尝试限制负重和避免耐力活动的保守治疗。从理论上讲，如果能够在保留股骨头形状的情况下完成骨重建，就可以避免退行性改变。

总的来说，传统保守治疗比手术治疗防止股骨头塌陷的成功率要差。在最初接受非手术治疗的塌陷前 AVN 患者中，高达 70％的患者在随访期间接受了手术治疗[37]。由于单一活动方式调整效果不佳，进而探索了药物治疗来改善结果。最常见的治疗方法是使用双膦酸盐。这些药物与骨结合并抑制破骨细胞介导的骨吸收，这被认为是导致软骨下塌陷的重要过程之一。多种不同半衰期的口服和静脉注射双膦酸盐已用于治疗不同类型的 AVN，包括创伤后、类固醇相关性、酒精性和特发性 AVN[13,36]。总的来说，对双膦酸盐临床试验的荟萃分析并未显示在减轻疼痛、髋关节功能评分、预防股骨头塌陷或减少 THA 方面具有一致的统计学意义[36]。综上所述，任何非手术治疗有效的证据在疾病预防、骨坏死进展和最终结果方面都不一致。

外科干预——股骨头髓心减压

由于保守治疗在减少股骨头塌陷和 AVN 症状性髋关节疼痛发生率方面的效果有限，许多不同的外科治疗被用于改善坏死区域的愈合和防止关节面塌陷。最常见的一种方法是股骨头髓心减压，包括钻取坏死骨。

髓心减压的理论好处是降低局部股骨头压力，刺激局部骨坏死病变内的愈合反应。钻孔还提供了一条通道，通过该通道血管生长可能更快。已经报道了许多不同的技术，其中大多数是在透视下使用经皮入路，使用钻头或环钻进行一次或多次钻至骨坏死区域，而不穿透关节表面，并将术后负重限制在 50％或以下至少 6 周。髓心减压的效果似乎优于保守治疗，尤其是在早期（Ficat Ⅰ或Ⅱ期）和较小病变的情况下。Marker 等人报告，使用小直径钻孔技术后，34％的髓心减压患者需要再次手术以解决进行性 AVN 和塌陷[37]。早期疾病有更好的结果，Ficat Ⅰ期病例的再次手术率为 26％，而Ⅱ期病例的再次手术率为 52％，这表明早期 AVN 的治疗不应延迟[37]

鉴于单纯钻孔减压的结果并不理想，一些外科医生已经开始研究其他技术，以改善骨基质和成骨前体细胞向骨坏死部位的输送，从而提高愈合率。髓心减压最常见的辅助治疗包括自体或异体骨移植、骨移植替代物、骨形态发生蛋白等生长因子和/或浓缩骨髓。Steinberg 等人报道了在髓心减压的同时使用自体松质骨移植治疗股骨头 AVN[45]。在此研究中，28％的 Ficat Ⅰ期疾病患者、34％的 Ⅱ期疾病患者和 23％的 Ⅲ期疾病患者在最后随访时进行了 THA 治疗[45]。其他人除了使用髓心减压外，还使用了髂骨处抽吸的浓缩骨髓，以增加修复部位的前体细胞浓度[23]。Hernigou 等人报告，3％的 Ficat Ⅰ期、8％的 Ⅱ期和 41％的 Ⅲ期患者在使用该技术后最终行了 THA[23]。另一种已被报道的技术是通过股骨头颈交界处的皮质窗，进行自体骨移植或"灯泡"技术。对股骨头坏死区域进行清创，并在缺损处植入自体骨移植。据报道，在短期（平均 25 个月）随访中，与先前技术报道的结果相类似，Ⅰ期或Ⅱ期患者髋关节的存活率＞90％的，取得了适度的成功[50]。然而在短期随访中，Ⅲ期或更严重疾病的存活率低于 60％[50]。需要注意的是，由于分级系统的观察者间可靠性较低，很难将一种技术的报告结果与其他作者报告的另一种技术的结果进行比较。

　　虽然疼痛、渐进性塌陷和骨关节炎等并发症在 AVN 中相当常见，但其他并发症在治疗后发生的频率要低得多，总发生率不到 5％。最常见的此类并发症是异位骨化、股骨颈或股骨头骨折以及关节面螺钉切出[26]。总的来说，使用自体骨移植或浓缩骨髓似乎可以改善髓心减压的结果[26]。不幸的是，无论采用何种技术，外科干预在早期疾病（Ficat Ⅰ期或Ⅱ期）中效果最好，而在Ⅲ期疾病中，总体失败率约为 70％。

　　鉴于髓心减压的疗效有限，特别是在疾病后期，已经尝试了为股骨头软骨下骨提供结构支撑和活骨来源以促进生物愈合环境的替代性股骨头修复方法。最常见的报告方法之一是使用带血管的腓骨移植，这通常包括从同侧腓骨上切下一段 15 cm 长的腓骨段以及腓骨动脉和静脉蒂[1]。随后进行髓心减压，移除足够大的核心骨条，以容纳移植的腓骨，且不影响血管蒂[1]。腓骨通过股外侧皮质与自体松质骨或同种异体骨一起插入股骨头。血管吻合是将旋股外动脉升支与腓骨血管蒂进行吻合[1]。在一项大型单机构研究中，9％的患者出现影像学分期进展，4％的患者转归行 THA[18]。Eward 等人在一项采用带血管蒂的腓骨移植治疗的Ⅰ期或Ⅱ期 AVN 的长期随访研究中报告，平均存活 15 年，75％的患者的股骨头至少存活 10 年。总的来说，40％的患者在平均 8 年的时间内转为全髋关节置换术[15]。在一项长期随访研究中，Urbaniak 等人报告，Ⅱ期髋关节置换率为 11％，Ⅲ期髋关节置换率为 23％，Ⅳ期髋关节置换率为 29％，在病情较严重的患者中，5 年内全髋关节置换率较高 。髓心减压之间的比较研究作用有限，而一项关于带血管的腓骨移植与钻孔减压的随机试验发现，在带血管的腓骨组中，36 个月后 THA 的进展、髋关节特异性评分以及单光子发射 CT 的血管形成检查无差异[11]。

　　带血管的腓骨移植最常见的并发症发生在术后早期，包括供区并发症如拇趾挛缩（4.6％）、踝关节疼痛（4.6％）、严重感染（3％）和移植区并发症如腓骨棒移位（7.7％）、异位骨化（4.6％）和股骨颈骨折（4.6％）[15]。总的来说，与髓心减压相比，带血管的腓骨移植术在 AVN 塌陷之前保存髋关节方面的效果似乎有所改善；然而，手术技术在技术上要求很高，并且存在供体部位发病的风险。在 AVN 的晚期，这种治疗的结果不太有利，尤其是在 10 年后，转行 THA 的比率更高。

　　股骨近端截骨术是治疗股骨头 AVN 的另一种方法。对于因血管供应中断而引起的骨骺区病变，这些截骨术是公认的治疗方法，如 Legg-Calve-Perthes（LCP）和股骨头骨骺滑脱（SCFE）等儿童髋部疾病[3,24,53]。股骨近端截骨术不太常用于成人 AVN 的治疗。报告的最常见截骨术包括股骨转子间截骨术（即屈曲、伸展、内翻、外翻或联合）和经转子旋转截骨术[27,38]所有截骨术的目标是卸载股骨头坏死区域的负荷，并将存活的股骨头（没有塌陷迹象）置于髋臼承重穹顶下方。截骨术的总体结果好坏参半，取决于一系列的检查，并表明正确的患者选择和技术执行对优化结果有重大影响。在欧洲和北美，屈曲股骨粗隆间截骨术取得了一定的成功，在 Ficat Ⅱ期或以下的 10 年生存率为 70％～80％。分期越高预后越差，10 年时 Ficat Ⅲ期生存率低于 50％[14,42]。经转子的旋转和弧形截骨术旨在减少内翻楔形截骨术造成的解剖并发症（即大转子近端移位、股骨干外侧移位和/或肢体缩短）[40,52]。在选择适当的患者中，在短期至中期随访，无进展无塌陷生存率大于 80％～90％；然而，不能有效降低负荷的较大病变的存活率低于 40％[40,52]。与亚洲国家相比，欧洲国家的旋转截骨术的结果并不那么成功，Schneider 等人报告，5 年 AVN 旋转截骨术的总生存率低于 30%[42]。无论选择何种截骨术，结果都取决于病变的大小和位置，尤其是股骨头负重区的受累百分比、关节面塌陷程度（塌陷发生前会更好）以及受影响区域的负荷降低情况。

最近，替代性截骨术（如大转子翻转截骨术）已被用于执行外科髋关节脱位，同时保留股骨头的血液供应，从而允许更多的外科选择来治疗复杂的股骨头和颈部病变。与儿科人群中的 Legg-Calve-Perthes 和股骨头骨骺滑脱的治疗类似，扩大的关节囊瓣可以保护股骨头的血液供应，同时允许手术进入股骨颈和股骨头进行截骨术和软骨保护操作[7,35,46,53]。该技术允许软骨下骨钻孔、截骨术、软骨保护操作，如自体基质诱导的软骨生成，以及通过软骨中的"活动通道"进行软骨下骨移植，最后可以缝合[46]。与传统的截骨术相比，这些技术的总体结果尚不清楚，因为大多数是短期随访的小样本量的研究。

在 AVN 治疗中，股骨近端截骨术最大的问题之一是股骨近端解剖的扭曲。这些患者中的许多人在其一生中最终将需要行全髋关节置换术，而大转子和股骨近端方向的改变、内固定物的保留和肢体缩短在关节成形术时带来了额外的挑战。最常见的并发症是骨不连、延迟愈合、周围骨折和深部感染[34]。

病例续析

为了努力保护其股骨头，该患者接受了限制性负重、股骨头髓心减压（图 7-7）和双膦酸盐治疗。术后 2 个月，他的股骨头显示出一些愈合迹象，尽管早期关节间隙变窄（图 7-8）。一年后，他的髋部疼痛没有改善（图 7-9），开始接受止痛药和活动调节治疗。受伤 4 年后，他的疼痛很严重，影响了他的生活方式（图 7-10）。在这一点上可以做些什么？

股骨头 AVN 最常见的治疗方法之一是全髋关节置换术（THA）。这涉及股骨头和股骨颈的假体置换，这使得它可以用于 AVN 的所有阶段。在美国，约 9% 的全髋关节置换术是因 AVN，是最常见的非原发性骨关节炎行关节置换的适应证之一[39]。全髋关节置换术与截骨术等保留髋关节手术相比的主要优势包括立即完全负重，尽早恢复功能活动，且无进一步恶化关节或股骨头塌陷的风险。

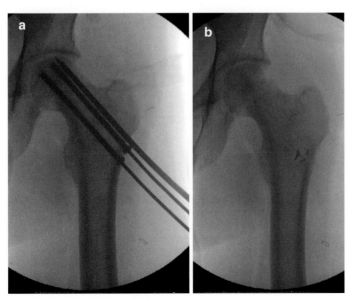

图 7-7　术中髋关节正位 X 线片：伤后 8 个月，从（a）到（b）取出空心钉、并经导针行股骨头髓心钻孔的 X 线片。患者当时开始接受双膦酸盐治疗

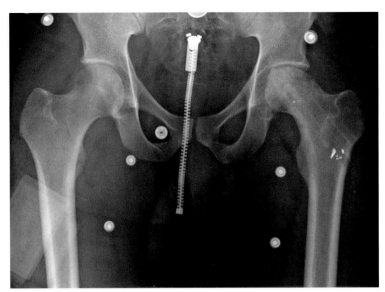

图 7 - 8　受伤 10 个月后的骨盆正位 X 线片显示，尽管进行了髓心减压和双膦酸盐治疗，但仍有股骨头进行性塌陷

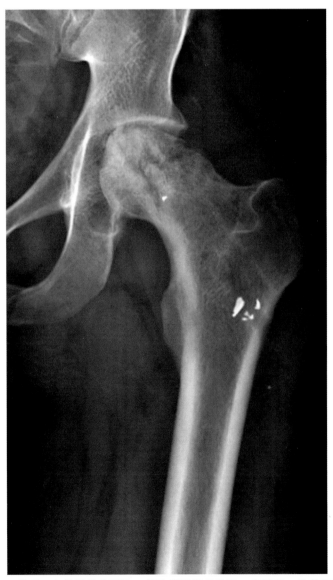

图 7 - 9　伤后 2 年的髋关节正位 X 线片显示股骨头进一步塌陷，关节间隙变窄

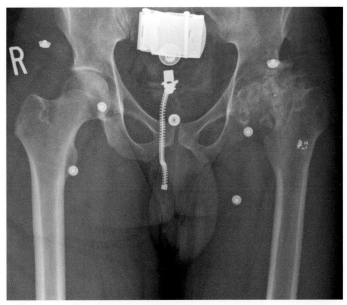

图 7‑10　伤后 4 年的前正位 X 线片显示髋关节进行性骨关节炎，伴有股骨头和髋臼畸形

全髋关节置换术使用的是非骨水泥假体（图 7‑11）。该术式的长期关注点是什么？

全髋关节置换术的主要问题之一是植入物的寿命，尤其是年轻患者。AVN 通常发生在比骨关节炎更年轻的患者群体中，AVN 患者的所有 THA 平均年龄为 57 岁，而骨关节炎患者的平均年龄为 66 岁[39]。近年来，随着生物型股骨和髋臼组件、高交联聚乙烯和可供选择的陶瓷对陶瓷等植入物设计的进步，一些与磨损相关的植入物寿命问题已经得到缓解。特别是使用高度交联聚乙烯内衬在 15 年以上的存活率为 94％，在 10 年以上的 AVN 患者与骨性关节炎患者中的存活率相似[10,22]。年轻 AVN 患者的另一个可能选择是陶瓷——陶瓷，与高度交联的聚乙烯相比，陶瓷——陶瓷界面的磨损率非常低（0.0043 mm/年），在超过 10 年的随访中具有类似的寿命；然而，对陶瓷碎裂风险持续的担忧限制了其使用[25]。金属对金属的髋关节表面置换术也被用于 AVN，由于股骨头尺寸较大，可以保留部分股骨头并增加稳定性。该术式在一些 AVN 晚期年轻患者中，只要坏死病灶清创术后股骨头高度还能达到 1 cm，即可获得成功，15 年生存率超过 90％[2]。髋关节表面置换术的最佳适应证是年轻男性患者，但该手术技术要求高以及对金属相关软组织损伤和骨溶解的担忧限制了其广泛应用。但在使用全髋关节置换术治疗 AVN 时，最重要的关注点是年轻活跃患者早期至中期翻修的风险。

虽然不成功的 ORIF 转为 THR 的并发症发生率较低，且人工关节具有良好的耐用性[62]，但 AVN 患者在人工全髋关节置换术后的并发症发生率相较于骨关节炎患者增加了。例如，在澳大利亚注册中心，与骨关节炎相比，AVN 患者初次全髋关节置换术后 9 个月早期翻修的风险增加，风险比为 1.25（95％可信区间 1.14～1.38）[5]。早期翻修的原因包括非骨关节炎患者中出现的

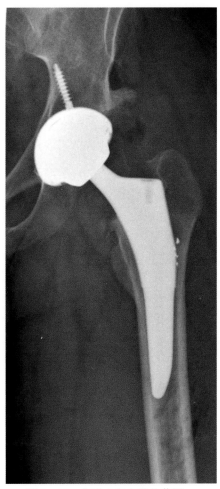

图 7‑11　伤后 4 年左髋关节置换术后正位片

脱位风险和感染风险[16,22]。感染风险似乎是最令人担忧的,许多导致 AVN 的原因,如血红蛋白病、创伤后骨关节炎和使用皮质类固醇,都会增加 THA 后人工关节感染的风险[16,22]。尽管与骨关节炎患者相比,初始 10 年再次手术的风险增加,但 THA 仍然是 AVN 的可靠治疗方法,能够使晚期关节炎导致顽固性疼痛的患者早期负重并恢复功能。

总　　结

股骨头 AVN 是症状性髋关节疼痛的常见表现疾病,其患者群体比传统骨关节炎患者更年轻。在早期阶段,保髋的尝试可以防止关节面塌陷和退行性关节疾病的发展。一旦发现关节面塌陷或退行性改变,髋关节置换术是更可靠的解决方案,尽管与传统骨关节炎患者相比,其早期并发症发生率尤其是感染似乎有所增加。有必要进一步研究髋关节保留手术的效果,以避免股骨近端解剖结构的扭曲。

〔冯均伟　胡译丹　译〕

参考文献

［1］ Aldridge JM 3rd, Berend KR, Gunneson EE, Urbaniak JR. Free vascularized fibular grafting for the treatment of postcollapse osteonecrosis of the femoral head. Surgical technique. J Bone Joint Surg Am. 2004;86 - A(Suppl 1):87 - 101. https://doi. org/10. 2106/00004623 - 200403001 - 00012.

［2］ Amstutz HC, Le Duff MJ. Hip resurfacing for osteonecrosis: two-to 18-year results of the Conserve Plus design and technique. Bone Joint J. 2016;98 - B(7):901 - 9. https://doi. org/10. 1302/0301 - 620X. 98B7. 36676. PubMed PMID:27365467.

［3］ Anderson LA, Gililland JM, Pelt CE, Peters CL. Subcapital correction osteotomy for malunited slipped femoral epiphysis. J Pediatr Orthop. 2013;33(4):345 - 52. https://doi. org/10. 1097/BPO. 0b013e31827d7e06.

［4］ AOANJRR. Australian Registry 2019 annual report. 2019. https://aoanjrr. sahmri. com/annual-reports-2019.

［5］ AOANJRR. Australian Registry Annual report 2019. 2019. https://aoanjrr. sahmri. com/documents/10180/668596/Hip%2C+Knee+%26+Shoulder+Arthroplasty/c287d2a3 - 22df - a3bb - 37a2 - 91e6c00bfcf0.

［6］ Bachiller FG, Caballer AP, Portal LF. Avascular necrosis of the femoral head after femoral neck fracture. Clin Orthop Relat Res. 2002;399:87 - 109.

［7］ Bali K, Railton P, Kiefer GN, Powell JN. Subcapital osteotomy of the femoral neck for patients with healed slipped capital femoral epiphysis. Bone Joint J. 2014;96 - B(11):1441 - 8. https://doi. org/10. 1302/0301 - 620X. 96B11. 33519. PubMed PMID:25371454.

［8］ Beck M, Siebenrock KA, Affolter B, Nötzli H, Parvizi J, Ganz R. Increased intraarticular pressure reduces blood flow to the femoral head. Clin Orthop Relat Res. 2004;424:149 - 52. PubMed PMID:15241157.

［9］ Bonnaire F, Schaefer DJ, Kuner EH. Hemarthrosis and hip joint pressure in femoral neck fractures. Clin Orthop Relat Res. 1998;353:148 - 55. PubMed PMID:9728169.

［10］ Bryan AJ, Calkins TE, Karas V, Culvern C, Nam D, Della Valle CJ. Primary total hip arthroplasty in patients less than 50 years of age at a mean of 16 years: highly crosslinked polyethylene significantly reduces the risk of revision. J Arthroplast. 2019;34(7S):S238 - 41. https://doi. org/10. 1016/j. arth. 2019. 02. 025. Epub 2019 Mar 6. PubMed PMID:30935803.

［11］ Cao L, Guo C, Chen J, Chen Z, Yan Z. Free vascularized fibular grafting improves vascularity compared with core decompression in femoral head osteonecrosis: a randomized clinical trial. Clin Orthop Relat Res. 2017;475(9):2230 - 40. https://doi. org/10. 1007/s11999 - 017 - 5374 - x.

［12］ Chang C, Greenspan A, Gershwin ME. The pathogenesis, diagnosis and clinical manifestations of steroid-induced osteonecrosis. J Autoimmun. 2020;110:102460. https://doi. org/10. 1016/j. jaut. 2020. 102460. 〔Epub ahead of print〕 Review. PubMed PMID:32307211.

［13］ Dewar DC, Lazaro LE, Klinger CE, et al. The relative contribution of the medial and lateral femoral circumflex arteries to the vascularity of the head and neck of the femur: a quantitative MRI-based assessment. Bone Joint J. 2016;98-B(12):1582-8. https://doi.org/10.1302/0301-620X.98B12.BJJ-2016-0251.R1.

[14] Drescher W, Fürst M, Hahne HJ, Helfenstein A, Petersen W, Hassenpflug J. Survival analysis of hips treated with flexion osteotomy for femoral head necrosis. J Bone Joint Surg Br. 2003;85(7):969-74. https://doi.org/10.1302/0301-620x.85b7.14155.

[15] Eward WC, Rineer CA, Urbaniak JR, Richard MJ, Ruch DS. The vascularized fibular graft in precollapse osteonecrosis: is long-term hip preservation possible? Clin Orthop Relat Res. 2012;470(10):2819-26. https://doi.org/10.1007/s11999-012-2429-x.

[16] Fassihi SC, Lee R, Quan T, Tran AA, Stake SN, Unger AS. Total hip arthroplasty in patients with sickle cell disease: a comprehensive systematic review. J Arthroplasty. 2020;35(8):2286-95. https://doi.org/10.1016/j.arth.2020.04.014. [Epub ahead of print] PubMed PMID: 32376165.

[17] Ficat RP. Idiopathic bone necrosis of the femoral head. Early diagnosis and treatment. J Bone Joint Surg Br. 1985;67(1):3-9.

[18] Gao YS, Chen SB, Jin DX, Sheng JG, Cheng XG, Zhang CQ. Modified surgical techniques of free vascularized fibular grafting for treatment of the osteonecrosis of femoral head: results from a series of 407 cases. Microsurgery. 2013;33(8):646-51. https://doi.org/10.1002/micr.22149.

[19] Ghayoumi P, Kandemir U, Morshed S. Evidence based update: open versus closed reduction. Injury. 2015;46(3):467-73. https://doi.org/10.1016/j.injury.2014.10.011. Epub 2014 Oct 14. Review. PubMed PMID: 25554424.

[20] Guerado E, Caso E. The physiopathology of avascular necrosis of the femoral head: an update. Injury. 2016;47(Suppl 6):S16-26. https://doi.org/10.1016/S0020-1383(16)30835-X.

[21] Haidukewych GJ, Rothwell WS, Jacofsky DJ, Torchia ME, Berry DJ. Operative treatment of femoral neck fractures in patients between the ages of fifteen and fifty years. J Bone Joint Surg Am. 2004;86:1711-6.

[22] Hart A, Janz V, Trousdale RT, Sierra RJ, Berry DJ, Abdel MP. Long-term survivorship of total hip arthroplasty with highly cross-linked polyethylene for osteonecrosis. J Bone Joint Surg Am. 2019;101(17):1563-8. https://doi.org/10.2106/JBJS.18.01218. PubMed PMID: 31483399.

[23] Hernigou P, Beaujean F. Treatment of osteonecrosis with autologous bone marrow grafting. Clin Orthop Relat Res. 2002;(405):14-23. https://doi.org/10.1097/00003086-200212000-00003.

[24] Herring JA, Kim HT, Browne R. Legg-Calve-Perthes disease. Part Ⅱ: prospective multicenter study of the effect of treatment on outcome. J Bone Joint Surg Am. 2004;86(10):2121-34.

[25] Higuchi Y, Hasegawa Y, Seki T, Komatsu D, Ishiguro N. Significantly lower wear of ceramic-on-ceramic bearings than metal-on-highly crosslinked polyethylene bearings: a 10-to 14-year follow-up study. J Arthroplast. 2016;31(6):1246-50. https://doi.org/10.1016/j.arth.2015.12.014. Epub 2015 Dec 19. PubMed PMID: 26781388.

[26] Hua KC, Yang XG, Feng JT, et al. The efficacy and safety of core decompression for the treatment of femoral head necrosis: a systematic review and meta-analysis. J Orthop Surg Res. 2019;14(1):306. Published 2019 Sept 11. https://doi.org/10.1186/s13018-019-1359-7.

[27] I to H, Tanino H, Yamanaka Y, et al. Long-term results of conventional varus half-wedge proximal femoral osteotomy for the treatment of osteonecrosis of the femoral head. J Bone Joint Surg Br. 2012;94(3):308-14. https://doi.org/10.1302/0301-620X.94B3.27814.

[28] Jones LC, Mont MA, Le TB, Petri M, Hungerford DS, Wang P, Glueck CJ. Procoagulants and osteonecrosis. J Rheumatol. 2003;30(4):783-91. PubMed PMID: 12672200.

[29] Lamb JN, Holton C, O'Connor P, Giannoudis PV. Avascular necrosis of the hip. BMJ. 2019;365:l2178. Published 2019 May 30. https://doi.org/10.1136/bmj.l2178.

[30] Large TM, Adams MR, Loeffler BJ, Gardner MJ. Posttraumatic avascular necrosis after proximal femur, proximal humerus, talar neck, and scaphoid fractures. J Am Acad Orthop Surg. 2019;27(21):794-805. https://doi.org/10.5435/JAAOS-D-18-00225. Review. PubMed PMID: 31149969.

[31] Lazaro LE, Klinger CE, Sculco PK, Helfet DL, Lorich DG. The terminal branches of the medial femoral circumflex artery: the arterial supply of the femoral head. Bone Joint J. 2015;97-B(9):1204-13. https://doi.org/10.1302/

0301 – 620X. 97B9. 34704.

[32] Lazaro LE, Dyke JP, Thacher RR, Nguyen JT, Helfet DL, Potter HG, Lorich DG. Focal osteonecrosis in the femoral head following stable anatomic fixation of displaced femoral neck fractures. Arch Orthop Trauma Surg. 2017; 137(11):1529 – 38. https://doi. org/10. 1007/s00402 – 017 – 2778 – 8. Epub 2017 Aug 28. PubMed PMID: 28849268.

[33] Lee WY, Hwang DS, Noh CK. Descriptive epidemiology of patients undergoing total hip arthroplasty in Korea with focus on incidence of femoroacetabular impingement: single center study. J Korean Med Sci. 2017;32(4):581 – 6. https://doi. org/10. 3346/jkms. 2017. 32. 4. 581.

[34] Lee YK, Park CH, Ha YC, Kim DY, Lyu SH, Koo KH. Comparison of surgical parameters and results between curved varus osteotomy and rotational osteotomy for osteonecrosis of the femoral head. Clin Orthop Surg. 2017;9 (2):160 – 8. https://doi. org/10. 4055/cios. 2017. 9. 2. 160. Epub 2017 May 8. PubMed PMID: 28567217; PubMed Central PMCID: PMC5435653.

[35] Leunig M, Slongo T, Kleinschmidt M, Ganz R. Subcapital correction osteotomy in slipped capital femoral epiphysis by means of surgical hip dislocation. Oper Orthop Traumatol. 2007;19(4):389 – 410.

[36] Li D, Yang Z, Wei Z, Kang P. Efficacy of bisphosphonates in the treatment of femoral head osteonecrosis: a PRISMA-compliant meta-analysis of animal studies and clinical trials. Sci Rep. 2018;8(1):1450. Published 2018 Jan 23. https://doi. org/10. 1038/s41598 – 018 – 19884 – z.

[37] Marker DR, Seyler TM, Ulrich SD, Srivastava S, Mont MA. Do modern techniques improve core decompression outcomes for hip osteonecrosis? Clin Orthop Relat Res. 2008;466(5):1093. https://doi. org/10. 1007/s11999 – 008 – 0184 – 9.

[38] Marker DR, Seyler TM, McGrath MS, Delanois RE, Ulrich SD, Mont MA. Treatment of early stage osteonecrosis of the femoral head. J Bone Joint Surg Am. 2008;90(Suppl 4):175 – 87. https://doi. org/10. 2106/JBJS. H. 00671.

[39] Mayers W, Schwartz B, Schwartz A, Moretti V, Goldstein W, Shah R. National trends and in hospital outcomes for total hip arthroplasty in avascular necrosis in the United States. Int Orthop. 2016;40(9):1787 – 92. https://doi. org/10. 1007/s00264 – 015 – 3089 – 8. Epub 2016 Jan 5. PubMed PMID:26728613.

[40] Miyanishi K, Noguchi Y, Yamamoto T, et al. Prediction of the outcome of transtrochanteric rotational osteotomy for osteonecrosis of the femoral head. J Bone Joint Surg (Br). 2000;82 – B:512 – 6.

[41] Nikolopoulos KE, Papadakis SA, Kateros KT, et al. Long-term outcome of patients with avascular necrosis, after internal fixation of femoral neck fractures. Injury. 2003;34:525 – 8.

[42] Schneider W, Aigner N, Pinggera O, Knahr K. Intertrochanteric osteotomy for avascular necrosis of the head of the femur. Survival probability of two different methods. J Bone Joint Surg Br. 2002;84(6):817 – 24. https://doi. org/ 10. 1302/0301 – 620x. 84b6. 12837.

[43] Slobogean GP, Sprague SA, Scott T, Bhandari M. Complications following young femoral neck fractures. Injury. 2015;46(3):484 – 91. https://doi. org/10. 1016/j. injury. 2014. 10. 010. Epub 2014 Oct 31. Review. PubMed PMID:25480307.

[44] Smith SW, Meyer RA, Connor PM, Smith SE, Hanley EN Jr. Interobserver reliability and intraobserver reproducibility of the modified Ficat classification system of osteonecrosis of the femoral head. J Bone Joint Surg Am. 1996; 78(11):1702 – 6. PubMed PMID:8934485.

[45] Steinberg ME, Larcom PG, Strafford B, et al. Core decompression with bone grafting for osteonecrosis of the femoral head. Clin Orthop Relat Res. 2001;386:71 – 8. https://doi. org/10. 1097/00003086 – 200105000 – 00009.

[46] Steppacher SD, Sedlmayer R, Tannast M, Schmaranzer F, Siebenrock KA. Surgical hip dislocation with femoral osteotomy and bone grafting prevents head collapse in hips with advanced necrosis. Hip Int. 2020;30(4):398 – 406. https://doi. org/10. 1177/1120700019856010.

[47] Sultan AA, Mohamed N, Samuel LT, et al. Classification systems of hip osteonecrosis: an updated review. Int Orthop. 2019;43(5):1089 – 95. https://doi. org/10. 1007/s00264 – 018 – 4018 – 4.

[48] Upadhyay A, Jain P, Mishra P, Maini L, Gautum VK, Dhaon BK. Delayed internal fixation of fractures of the neck of the femur in young adults. A prospective, randomized study comparing closed and open reduction. J Bone Joint

Surg Br. 2004;86:1035 – 40.

[49] Urbaniak JR, Coogan PG, Gunneson EB, Nunley JA. Treatment of osteonecrosis of the femoral head with free vascularized fibular grafting: a long-term follow-up study of one hundred and three hips. J Bone Joint Surg Am. 1995; 77:681 – 94.

[50] Wang BL, Sun W, Shi ZC, Zhang NF, Yue DB, Guo WS, Shi SH, Li ZR. Treatment of nontraumatic osteonecrosis of the femoral head using bone impaction grafting through a femoral neck window. Int Orthop. 2010;34(5):635 – 9. https://doi.org/10.1007/s00264 – 009 – 0822 – 1. Epub 2009 Jun 16. PubMed PMID: 19529935; PubMed Central PMCID: PMC2903158.

[51] Wyles CC, Paradise CR, Houdek MT, Slager SL, Terzic A, Behfar A, van Wijnen AJ, Sierra RJ. CORR® ORS Richard A. Brand Award: disruption in peroxisome proliferator-activated receptor-γ (PPARG) increases osteonecrosis risk through genetic variance and pharmacologic modulation. Clin Orthop Relat Res. 2019;477(8):1800 – 12. https://doi.org/10.1097/CORR.0000000000000713. PubMed PMID: 31135556.

[52] Zhao G, Yamamoto T, Ikemura S, Motomura G, Mawatari T, Nakashima Y, Iwamoto Y. Radiological outcome analysis of transtrochanteric curved varus osteotomy for osteonecrosis of the femoral head at a mean followup of 12.4 years. J Bone Joint Surg Br. 2010;92(6):781 – 6. https://doi.org/10.1302/0301 – 620X.92B6.23621. PubMed PMID: 20513873.

[53] Ziebarth K, Zilkens C, Spencer S, Leunig M, Ganz R, Kim YJ. Capital realignment for moderate and severe SCFE using a modified Dunn procedure. Clin Orthop Relat Res. 2009;467(3):704 – 16. https://doi.org/10.1007/s11999 – 008 – 0687 – 4.

[54] Ly TV, Swiontkowski MF. Treatment of femoral neck fractures in young adults. J Bone Joint Surg Am. 2008;90 (10):2254 – 66. PMID: 18829925.

[55] Schwartsmann CR, Lammerhirt HM, Spinelli LF, Ungaretti Neto ADS. Treatment of displaced femoral neck fractures in young patients with DHS and its association to osteonecrosis. Rev Bras Ortop. 2017;53(1):82 – 87.

[56] Campenfeldt P, Hedström M, Ekström W, Al-Ani AN. Good functional outcome but not regained health related quality of life in the majority of 20 – 69 years old patients with femoral neck fracture treated with internal fixation: A prospective 2-year follow-up study of 182 patients. Injury. 2017;48(12):2744 – 53.

[57] Huang HK, Su YP, Chen CM, Chiu FY, Liu CL. Displaced femoral neck fractures in young adults treated with closed reduction and internal fixation. Orthopedics. 2010;33(12):873.

[58] Asnis SE, Wanek-Sgaglione L. Intracapsular fractures of the femoral neck. Results of cannulated screw fixation. J Bone Joint Surg Am. 1994;76(12):1793 – 803.

[59] Lu-Yao GL, Keller RB, Littenberg B, Wennberg JE. Outcomes after displaced fractures of the femoral neck. A meta-analysis of one hundred and six published reports. J Bone Joint Surg Am. 1994;76(1):15 – 25.

[60] Wu CC. Using biomechanics to improve the surgical technique for internal fixation of intracapsular femoral neck fractures. Chang Gung Med J. 2010;33(3):241 – 51. PMID: 20584501.

[61] Jawad MU, Haleem AA, Scully SP. In brief: Ficat classification: avascular necrosis of the femoral head. Clin Orthop Relat Res. 2012;470(9):2636 – 9. https://doi.org/10.1007/s11999 – 012 – 2416 – 2. PMID: 22760600; PMCID: PMC3830078.

[62] Hernandez NM, Chalmers BP, Perry KI, Berry DJ, Yuan BJ, Abdel MP. Total hip arthroplasty after in situ fixation of minimally displaced femoral neck fractures in elderly patients. J Arthroplasty. 2018;33(1):144 – 8. https://doi.org/10.1016/j.arth.2017.07.035. Epub 2017 Jul 29. PMID: 28844629.

第八章　移位股骨颈骨折的并发症——内植物相关的症状

病例一

一名 64 岁的男性在建筑工地工作时摔成了股骨颈骨折（图 8-1）。在他与主治医生讨论了治疗方案和风险后，决定采用手术复位和空心螺钉内固定（图 8-2）。术后 3 个月不负重，这时 X 线片显示骨折已痊愈（图 8-3）。然后他开始负重，并且逐步恢复不受限制的工作活动。他可能遇到了哪些问题？

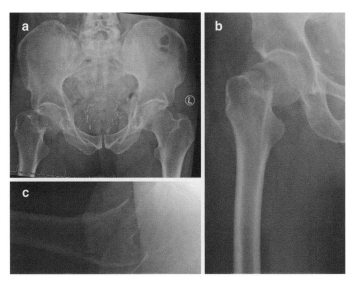

图 8-1　骨盆正位片（a）、髋关节正位片（b）和髋关节侧位片（c），X 线片显示这位健康的 62 岁男性有移位型股骨颈骨折

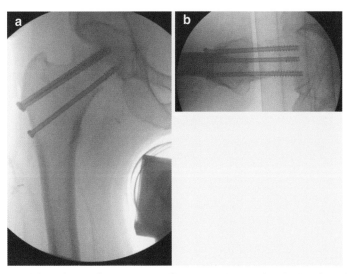

图 8-2　手术中的正位片（a）和侧位片（b），透视可见有 3 根空心钉固定骨折

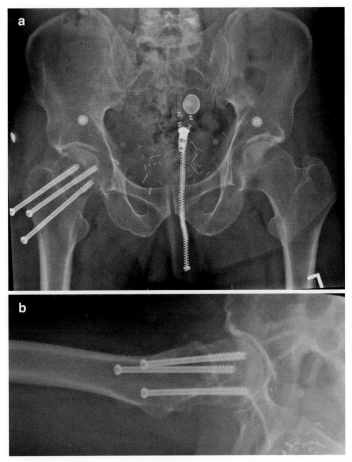

图 8‑3　术后 3 个月骨盆正位片（a）和髋关节侧位片（b），X 线片显示了股骨颈缩短，骨折愈合。手术后 6 个月，突出的钉尾出现症状，限制了他的工作能力

问题所在的意义

理想的情况是，移位型股骨颈骨折的患者通过手术治疗获得骨折愈合、继续拥有一个健康的股骨头，并且毫无症状地度过余生。可事实绝非如此。因患者全身健康情况、受伤的类型及治疗的时机和质量，能成功避免股骨头坏死和骨折不愈合的患者常会在内固定术后产生症状。Ponkilainen 等人报告说，在芬兰有 18.5% 使用螺钉固定来治疗股骨颈骨折的患者会取出内固定。在一项跨国研究中，Sprague 等人通过研究 FAITH 实验中的 894 名患者得出结论，使用切开复位内固定术治疗股骨颈骨折后内固定取出的发生率为 8%。他们指出，在老年患者，有移位的骨折患者，不能接受内植物长时间留存体内的患者和使用滑动髋螺钉而非松质骨螺钉治疗的患者内固定取出率会更高。因此，股骨颈骨折内固定术后拆除内固定的情况比我们想象的更加普遍。

病例续析

对股骨颈骨折内固定术后取出内固定的高发生率有没有解剖学或者病理生理学上的解释呢？

髋关节的解剖结构中大转子向外侧突出，以至于即使没有骨折或外伤，许多患者也会得大转子滑囊炎，这是髂胫束和大转子反复摩擦导致的。外伤的增加、外科手术切口和转子间的螺钉极有可能促成了植入物疼痛的高发。另外，在股骨颈置入金属内固定物可能会改变骨的力学性能，患者会感受到隐约的不适。因此，应努力减少会产生不适的内固定物的植入，同时一些患者会得益于内固定的取出。

几个问题使内固定术后产生症状的风险增加。第一个就是钉尾从骨侧面突出，考虑到钻孔填埋螺钉会损害、削弱外侧皮质，并且可能会引发术后骨折的风险，一些外科医生会让螺钉尾在髋关节侧位处有些突出。其根本原因是螺钉的症状是一种比术后并发的骨折更容易治疗的并发症。有时候，插入的螺钉可能比理想的要长，为了避免螺钉尖端穿透髋关节，螺钉并不会被完全拧紧。在这些情况下，初次手术时就应该取出长螺钉，更换为稍短的螺钉，以便拧紧螺钉使钉尾紧贴外侧骨皮质，螺钉尖端距软骨下骨5 mm。

垫圈的使用与在实验室环境中股骨颈上较大的压缩力有关。不幸的是，垫圈也让髋关节侧位处的植入物更加突出。对移位型股骨颈骨折使用垫圈是否有用尚未可知，因为股骨颈术后正常髋关节的反作用力可能比拉力螺钉能实现的压力要大得多。而且，移位型股骨颈骨折在固定后有缩短的倾向，从而会消除垫圈的机械效益，并使内固定更容易出现症状。在有可靠的证据来支持垫圈的日常使用之前，外科医生需要自己判断什么是对患者最好的。外科医生和患者都要明白，使用垫圈时内固定术后发生症状的风险比没有使用垫圈时要高。

现在有一些关于"长度稳定"的植入物和技术能够在骨折愈合前阻止股骨颈塌陷/缩短的报道。这通常需要使用全螺纹螺钉或者锁定板螺钉，它们都可以阻止骨折的塌陷/缩短。目前尚不清楚尝试保持股骨颈长度解剖复位的好处，是否胜过螺钉在发生骨吸收时阻挡骨折端接触，及螺钉尖端会潜在地穿过股骨头进入髋关节而带来的弊处

穿过股骨头进入髋关节的螺钉尖端会很快对髋关节软骨造成不可逆转的伤害。这着重说明了持续监视X线片直到骨折完全愈合的重要性，同时也强调了获取能够保证螺钉尖端没有进入髋关节的高质量X线片的重要性。如果在平片上对螺钉尖端是否在关节中有疑问，可以采用更加直观的CT扫描。髋臼软骨对关节内螺钉的磨损非常敏感，所以一经发现，就应该立即取除。

术后8个月，使用类固醇注射和抗炎药物无法解决后，医生决定通过外科手术拆除突出的螺钉。应该做些什么来降低再骨折或者拆除内固定时产生其他并发症的风险？

目前暂无关于股骨颈骨折内固定术后拆除空心螺钉会伴随并发症的公开报道。鉴于股骨颈骨折与骨折不愈合和股骨头缺血性坏死相伴发生有相对较高的比率，可以合理地推断出随着内固定的取出极有可能会再次骨折。此外，已经有关于拆除用于治疗股骨粗隆间骨折的加压螺钉后发生股骨颈骨折的报告，而且，大多数股骨颈骨折发生在正常活动期间。这些加压螺钉（如滑动髋螺钉）也会用于治疗一些股骨颈骨折，所以股骨颈骨折术后拆除内固定会再次骨折就好像是治疗股骨粗隆间骨折后拆除内固定会发生股骨颈骨折一样。

值得注意的是，拆除螺钉的过程会产生削弱骨头强度的微骨折。此外，如果骨头没有完全重塑来适应内固定取出后遗留的缺损，该缺损会导致骨骼强度减弱。最后，愈合的骨强度与正常的骨强度之间也很难比较，但很可能因为螺钉额存在而无法达到正常的骨强度。因此，内固定拆除后会再次骨折是一种很难量化的实际风险。这种再骨折的风险可以通过如下方式降低：

骨折愈合后尽可能晚的取出螺钉。

避免不必要的、可能破坏骨的血供的剥离。

保留一两个螺钉，仅拆除最突出的螺钉。

把侧向突出的螺钉与突出不明显的短螺钉进行交换。交换时，为了匹配骨头的弹性模量，同时也为了减少对后期CT扫描和MRI扫描图像的干扰，作者建议尽可能地使用钛螺丝。随着骨折愈合，更换螺钉，垫圈不能提供任何益处，不应再使用。

如果股骨颈骨折已经愈合，在螺钉取出后的钉道内插入骨移植物或骨替代物已经无益，即使它们的使用与可能存在的额外风险几无联系。

作者建议从髋关节拆除内固定后要限制负重至少2周，如果有任何症状或者值得关注的X线片结果，时间要更长。

病　例

螺钉已经换成了短螺钉（图 8-4）。预期的结果是什么呢？

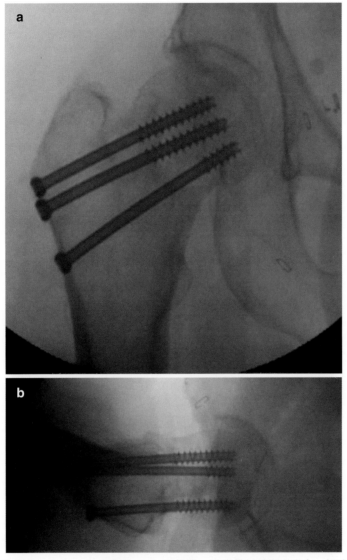

图 8-4　螺钉更换时术中正位（a）和侧位（b）透视图。因为骨折重塑不完全，拆除内固定被看作是危险的，所以螺钉被换成了短螺钉，这样螺钉尾就不会太过突出

　　结果：关于股骨颈骨折术后拆除内固定的结果几乎没有公开的信息。对内固定拆除后结果的一般性研究显示，如果内固定引起了疼痛，100%的患者会同意手术，并且53%的患者会完全消除疼痛，尽管在这项研究中仅仅有7%（4/60）的患者是髋骨骨折。因此，内固定突出和孤立性大转子滑囊炎患者在拆除或交换突出螺钉后可能会有重要的临床受益。症状越模糊，手术后改善的确定性越低。

病例总结

　　患者已经继续从事重体力劳动的工作。随访24个月的X线片显示股骨颈骨折在持续重塑（图8-5）。

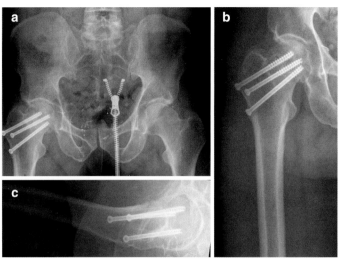

图 8－5　拆除内固定一年后骨盆正位片（a）、髋关节正位片（b）和髋关节侧位片（c），X 线片显示髋关节在位，股骨颈仍在进一步重塑

病例二

　　一名 54 岁的股骨颈骨折患者，采用平行加压螺钉治疗（图 8－6a），术后 9 个月出现痛性大转子滑囊炎（图 8－6b）。术中透视图显示导针经皮插入一根空心螺钉（图 8－6c），部分拆除第二根螺钉（图 8－6d），上方螺钉置入导针，将下螺钉更换成一根较短的钛螺钉（图 8－6e），拆除上方螺钉，只留下

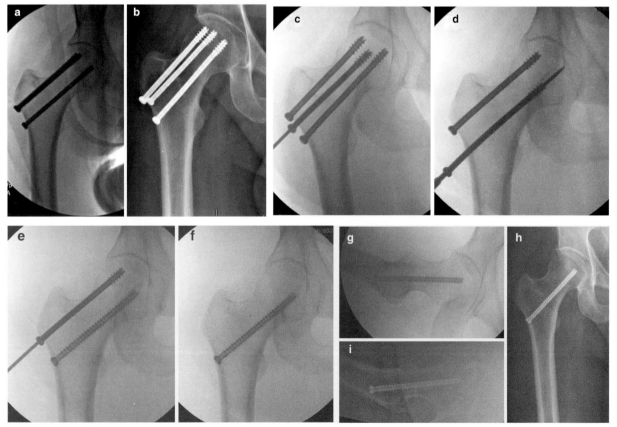

图 8－6　髋部正位 X 线片显示采用平行螺钉治疗的股骨颈骨折（a）。患者术后 9 个月出现痛性大转子滑囊炎（b）。术中透视图显示导针经皮插入一根空心螺钉（c），部分拆除第二根螺钉（d），上方螺钉置入导针，将

下螺钉更换成一根较短的钛螺钉（e），拆除上方螺钉，只留下不突出并且为股骨颈提供保护的下螺钉，正位片（f）和侧位片（g）。这根螺钉不突出，并且为股骨颈提供保护。受伤 3 年后的 X 线片显示螺钉的位置良好，在髋部正位片（h）和侧位（i）X 线片上股骨近端对位良好。他的髋部不适得到了解决

不突出并且为股骨颈提供保护的下螺钉（图 8 - 6f，g）。受伤 3 年后的 X 线片显示螺钉的位置良好，股骨近端对线良好（图 8 - 6h，i）。他的髋部不适得到解决。

〔谭 波 译〕

参考文献

［1］ Ponkilainen VT，Huttunen TT，Kannus P，Mattila VM. Hardware removal rates after surgical treatment of proximal femur fractures：nationwide trends in Finland in 1997 - 2016. Arch Orthop Trauma Surg. 2020；140（8）：1047 - 54. https://doi. org/10. 1007/s00402 - 020 - 03356 - z. Epub 2020 Jan 21. PMID：31965281；PMCID：PMC7351871.

［2］ Sprague S，Schemitsch EH，Swiontkowski M，Della Rocca GJ，Jeray KJ，Liew S，Slobogean GP，Bzovsky S，Heels-Ansdell D，Zhou Q，Bhandari M，FAITH Investigators. Factors associated with revision surgery after internal fixation of hip fractures. J Orthop Trauma. 2018；32（5）：223 - 30. https://doi. org/10. 1097/BOT. 0000000000001162. PMID：29677091；PMCID：PMC5986292.

［3］ Tencer F. Biomechanics of fractures and fixation. In：Buchholz RW，Heckman JD，editors. Rockwood and Green's fractures in adults. Philadelphia：Lippincott Williams & Wilkins；2001. p. 3 - 35.

［4］ Zlowodzki MP，Wijdicks CA，Armitage BM，Cole PA. Value of washers in internal fixation of femoral neck fractures with cancellous screws：a biomechanical evaluation. J Orthop Trauma. 2015；29（2）：e69 - 72. https://doi. org/10. 1097/BOT. 0000000000000172. PMID：24978944.

［5］ Mendez AA，Joseph J，Kaufman EE. Stress fractures of the femoral neck following hardware removal from healed intertrochanteric fractures. Orthopedics. 1993；16（7）：822 - 5；discussion 825 - 6. PMID：8361922.

［6］ Barquet A，Giannoudis PV，Gelink A. Femoral neck fractures after internal fixation of trochanteric fractures with implants in situ in adults：a systematic review. Injury. 2018；49（12）：2121 - 31. https://doi. org/10. 1016/j. injury. 2018. 11. 007. PMID：30526921.

［7］ Busam ML，Esther RJ，Obremskey WT. Hardware removal：indications and expectations. J Am Acad Orthop Surg. 2006；14（2）：113 - 20. https://doi. org/10. 5435/00124635 - 200602000 - 00006. PMID：16467186.

［8］ Shaer JA，Hileman BM，Newcomer JE，Hanes MC. Femoral neck fracture following hardware removal. Orthopedics. 2012；35（1）：e83 - 7. https://doi. org/10. 3928/01477447 - 20111122 - 34.

［9］ Minkowitz RB，Bhadsavle S，Walsh M，Egol KA. Removal of painful orthopaedic implants after fracture union. J Bone Joint Surg Am. 2007；89（9）：1906 - 12. https://doi. org/10. 2106/JBJS. F. 01536. PMID：17768185.

第九章　移位股骨颈骨折的并发症——骨折不愈合

移位股骨颈骨折的不愈合率为 0～48%，其与年龄、损伤机制、治疗方案和多种患者自身因素相关[1-5]。因早期影像学征象容易被更早出现、更明显的骨折不愈合表现掩盖，如螺钉切割、对线不良或严重疼痛，许多股骨头缺血坏死病例可能被漏诊[6,7]。

病例一

一位 47 岁工人，因左侧移位股骨颈骨折接受急诊切开复位内固定手术治疗，同期行髋臼前柱粉碎性骨折切开复位内固定术。术后重返工作岗位。3 年后的 X 线片如图所示（图 9 - 1）。他会有什么症状？

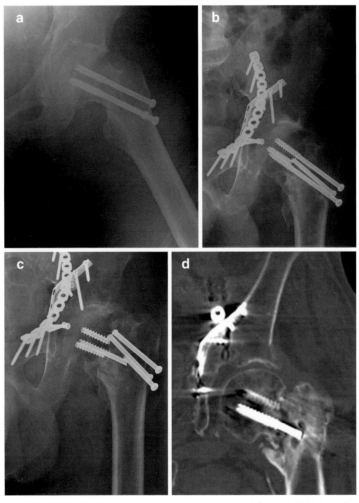

图 9 - 1　47 岁男性患者，高能量损伤致股骨颈移位骨折、髋臼前柱粉碎性骨折。急诊行股骨颈骨折切开复位内固定手术治疗（a）。3 年后，髋关节正位 X 线片示股骨颈内植物断裂和断端移位，提示股骨颈骨折不愈合（b）。患者拒绝任何手术干预，继续无限制地活动。伤后 7 年，正位 X 线片示骨折断端进一步移位（c），CT 平描明确骨折不愈合（d）。患者仍拒绝手术干预，继续无限制地活动，并使用抗炎药缓解不适

该患者股骨颈骨折不愈合。骨折不愈合可表现为持续疼痛、肢体不等长、断端移位、X 线片或 CT 影像上骨折线持续可见。

前面的章节已详述股骨头缺血坏死的危险因素。与之类似，紧急或急诊行股骨颈骨折的复位和固定手术并不能有效降低骨不愈合的风险[8,9]。但 Papakostidis 等人的综述提示，延期（＞24 小时）手术会显著增加骨折不愈合的发生率[10]。

移位的股骨颈骨折术后不愈合的其他危险因素包括患者缺乏依从性、骨质疏松、营养不良、内分泌失调，骨折垂直移位、（后方）粉碎或嵌插[11]。Pauwels 曾将骨折线的垂直角度作为预测术后骨折断端移位和不愈合的危险因素，这可能是因骨折端受到重力和髋部肌肉收缩力的共同作用，二者合力类似于髋关节生理作用力，为平行于骨折线的剪切力而非垂直于骨折线的压缩力。实验室研究表明，越垂直的骨折越容易出现内固定失效[12]。

股骨颈骨折不愈合的危险因素有哪些？

可能导致股骨颈骨折不愈合的因素包括：股骨颈位于关节囊内，关节滑液抑制血凝块的形成；股骨颈骨膜中缺乏促进骨折愈合的生发层；血供脆弱；关节囊内高压；静脉回流不畅；骨折不稳定；骨折断端的骨吸收；髋部的巨大应力[13]。如果合并多重因素，不愈合的风险会升高。

如何避免股骨颈骨折不愈合尚不清楚。Wu 报道一半的内固定失败是由手术失误导致[6]。Swiont-kowski 等人报道 27 例年轻患者接受急诊复位和固定，并同时行关节囊切开，不愈合的发生率为 0，20％患者在骨折愈合后出现缺血性坏死，但部分纳入病例的骨折并没有移位[3]。最近的研究表明急诊手术和关节囊切开对避免骨折不愈合并不起决定性作用，但这一方案仍应视为治疗股骨颈骨折的金标准，尤其对年轻健康、骨折稳定、不伴有其他损伤的患者。

即使在床上活动时，髋关节和股骨颈承受的生理应力也较大，此应力可对骨折断端持续加压。同时，为了持续加压，螺钉的螺纹不应跨过骨折线，无论是手术当时还是股骨颈短缩后。因此，需要使用部分螺纹的松质骨螺钉，其螺纹长度比所需的更短，以确保不会穿过骨折断端。但这也会导致对股骨头的固定强度变弱。另外须注意，骨折端所受力主要为接近平行于螺钉轴线的加压力，因此，如一些实验所示，使用密螺纹螺钉来避免其在股骨头内拔出或松脱几乎没有必要。真正需要关注的是在使用动力髋螺钉时，螺钉头端松脱的问题：拉力螺钉前端的细螺纹具有显著的机械力学优势，有助于对骨折断端加压，但加压时螺纹局部强大的应力可能会损坏所接触的松质骨，导致螺钉松动、固定强度下降。

术中是否应对骨折断端尽可能加压尚有争议。一方面，患者术后的正常活动会产生持续加压，其效果更佳；另一方面，努力拧紧螺钉以最大限度地加压可能会损伤骨质，导致固定强度降低。

另一种策略是在术中对骨折断端加压，同时阻止术后进一步加压，以避免股骨颈短缩。Levack 等人报道术中使用部分螺纹松质骨螺钉实现加压后将其更换为全螺纹螺钉，以期锁定加压[14]。理论上，这有助于保留股骨颈的长度。虽然这种操作很有新意，但骨折断端间的加压能否维持未被证实，也未见其他类似报道。

因受力过载将导致内固定失效，年轻移位股骨颈骨折患者术后应严格限制患肢负重，直到 X 线检查提示骨折已愈合，这一过程通常需要 3 个月。不遵医嘱极可能导致复位丢失和骨折不愈合。老年髋部骨折患者的负重需求和限制则完全不同，其依从性较差，且长期制动的风险较高。因此，对老年移位的股骨颈骨折患者通常采用髋关节置换术治疗，术后即可完全负重活动。

Hoshino 等人将股骨颈骨折不愈合分为两型：一型表现为股骨颈进行性塌陷短缩，一型表现为骨折线持续清晰可见。前一种类型会出现不可控的骨量丢失和股骨颈短缩，如不及早发现处理，后期行截骨矫形术也难以改善功能。因此，Hoshino 等人认为，髋关节置换是前一型骨折不愈合的最佳处理方法，而对后一类型采用保髋手术治疗效果更好[15]。

很可能许多股骨头缺血性坏死的病例也伴有骨折不愈合。因不愈合比骨坏死出现更早[6,7]，在老年患者中，文献报道的不愈合发生率明显高于坏死率。

股骨颈骨折不愈合的表现通常为在连续随访的 X 线片上骨折线始终清晰可见、骨折断端进行性移位，且患者的局部症状没有改善。如果 X 线检查不能明确，可行 CT 平扫。同时应进行实验室检查（血常规、红细胞沉降率和 C 反应蛋白）以排除感染。

即使有明确的临床和放射学表现证实骨折不愈合，部分患者仍不愿意接受手术治疗（图 9-1）。应告知患者，无手术干预的情况下，髋关节功能得到改善的可能性很低；持续的骨折移位和断端吸收也会使后期的手术更困难。如果患者知晓治疗选项和各自利弊后仍拒绝手术，可放任其在可承受的范围内负重，但应强调避免在梯子上工作或攀登等危险活动，上下楼梯时也应采取必要的安全措施。

股方肌蒂骨瓣曾被用于改善股骨头血供、治疗骨折不愈合[16]。但该技术已不受青睐，因不愈合主要与机械因素而非血供相关。

如果股骨头未坏死、患者足够年轻，术者有必要努力保住股骨头，此时粗隆间截骨术是最佳选择。由于伤后股骨头所受应力下降，存活的股骨头骨量会"废用性"地丢失（图 9-2）；如果与髋臼相比股骨头骨质硬化，它的"活力"就值得怀疑，粗隆间截骨也须谨慎。股骨粗隆间外翻截骨术可改变骨折线方向，使其更垂直于外力和关节生理应力的合力方向，还可以纠正断端压缩和/或内翻移位引起的股骨短缩。粗隆间的截骨断面很容易愈合。这一手术须在术前周密计划，以在术中顺利实现解剖和力学的矫正目标，并维持其稳定直至愈合[17]。

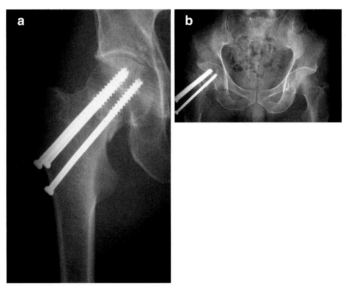

图 9-2　一名 42 岁男性移位股骨颈骨折患者，接受切开复位、三枚部分螺纹空心螺钉内固定手术治疗。术后正位片示骨折对位对线良好（a）。一年后，骨折内翻移位，骨折线清晰可见；与对侧相比，股骨头有明显的"废用性"骨量减少，提示股骨头的血供尚可（b）

病例二

一名 53 岁的健康女教师在学校被撞倒，股骨颈骨折移位。接受切开复位全螺纹松质骨螺钉内固定手术治疗后 6 个月髋关节持续疼痛，需要依靠拐杖才能行走（图 9-3）。此时决定行粗隆间截骨术，你会如何行术前计划？

术前计划包括几个步骤。首先依照髋关节正位 X 线图像，描摹出骨折不愈合侧和正常对侧（需要将胶片翻转）的股骨近端轮廓。然后分别画出每一侧股骨干的解剖中轴线，并从小粗隆顶部，垂直于该轴线，画一条横向的粗隆间截骨线（图 9-4）。之后，将患侧的描摹图叠加在正常侧图上，使股骨头重合（图 9-5）。旋转患侧描摹图，直到二者股骨头和大转子的上缘均处于同一水平（图 9-6）。测量股骨干中轴线之间的夹角，即为所需矫正的外翻角度。两条截骨线的外侧夹角区域（如果有的话）类似于需

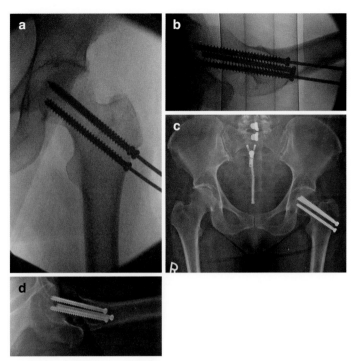

图 9-3 术中髋关节正位（a）和侧位（b）透视显示三枚平行的全螺纹空心松质骨螺钉穿过股骨颈骨折断端。术后 6 个月骨盆正位（c）和髋关节侧位（d）X 线片显示髋关节内翻、骨折线清晰、股骨头骨量废用性减少

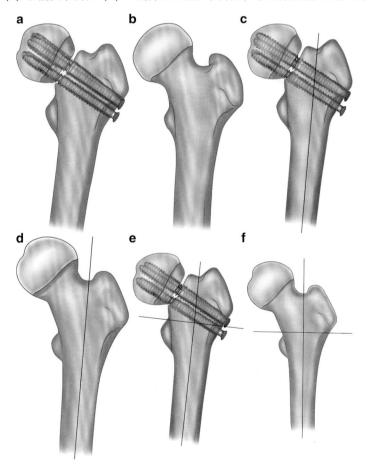

图 9-4 在髋关节正位片上描摹骨折不愈合侧的股骨近端轮廓（a）。翻转并描摹对侧正常的股骨近端轮廓（b）。在骨折不愈合侧描摹图上画出股骨干解剖中轴线（蓝色）（c）。同样画出正常侧描摹图上的股骨干轴线（d）。在骨折不愈合侧描摹图上画出转子间截骨线（红色）（e）；同样画出正常侧描摹图上的转子间截骨线（f）

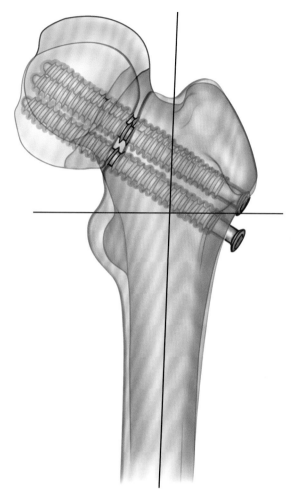

图 9-5   将患侧描摹图叠放在正常侧图上，
　　　　　轴线和截骨线均重合

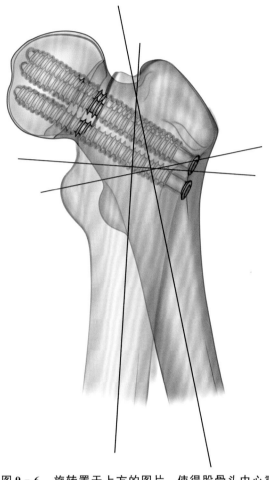

图 9-6   旋转置于上方的图片，使得股骨头中心重
　　　　　叠、大转子上缘对齐。两条蓝线的夹角即是
　　　　　需要矫正的角度。红色截骨线外侧夹角区域
　　　　　类似于需要从股骨侧方截取的楔形骨块

要截断的侧方楔形骨块。这个骨块通常在截骨线的远侧截取，以保持股骨近端的骨量。

矫正后的股骨颈骨折线与水平线夹角应为 25°或更小[17]。如果上述方法计算得到的矫正角＜30°，有些人建议将其增加到 30°，以确保骨折线充分矫正。

有几种方法来规划截骨。一种方法是叠加描摹：在新的纸上重新描摹患侧股骨的截骨线近端部分，同时描出正常侧的股骨干轴线（矫正目标轴线）（图 9-7）。然后，将该图与原患侧描摹图叠加，使图上的矫正轴线与原图上的实际股骨干轴线重叠或平行，注意确保截骨线处于正确的水平（图 9-8）。

将角钢板的模板放在最终的截骨计划图上，以选择最佳的钢板角度、刀片和侧板长度（图 9-9）。理想的钢板角度应满足刀片恰好位于股骨颈和头的正中心或略高位置。如果之前的植入物留下骨缺损，刀片的安放应避免缺损区域，以保证固定强度。使用另外颜色的笔将合适的植入物和螺钉描绘到图纸上（图 9-10）。

当前获得 X 线检查的打印胶片越来越困难，如果没有胶片，从电脑屏幕上描摹电子图像也可以。需要注意的是调整图像大小，在实际大小基础上放大 10％～15％ 较恰当，以便与放大的内植物模板相匹配。在最后的手术计划图上，在股骨颈的上方，平行于植入物的刀片画一条线表示克氏针的位置，对术中快速定位非常有帮助（图 9-11）。

患侧髋关节的侧位 X 线片也应仔细阅读，观察是否有前后成角。某些病例可以观察到骨折部位明显的向后成角。如果这与髋关节外旋增加或内旋减少有关（这在单一的股骨颈骨折中很少见），则可以

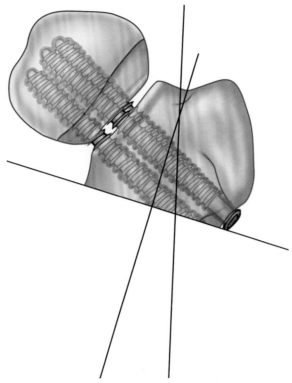

图 9‑7　描摹截骨线近端的患侧股骨轮廓，以及原来叠加图像上描画的实际和矫正的解剖轴

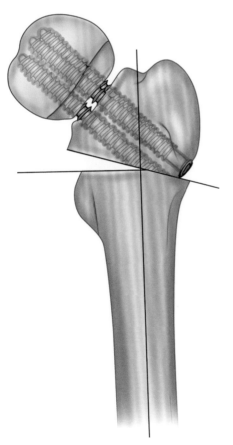

图 9‑8　按照矫正后的对线将患侧股骨
近端和远端图像画在一起

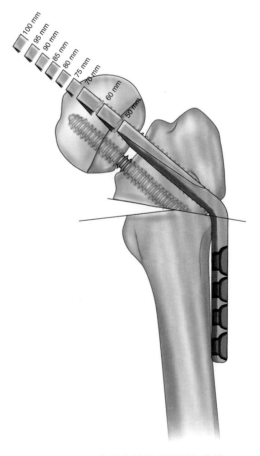

图 9‑9　将内置物的模型放置在截骨
示意图上以选择合适型号

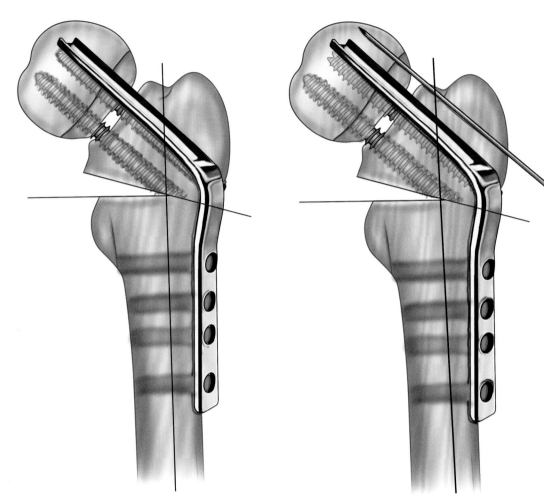

图 9 - 10 最终的手术计划图。角钢板的刀片位
　　　　 置略高，以避开此前螺钉孔的位置

图 9 - 11 最后画出克氏针的位置，便于术中定位

通过转子间截骨术进行相应的内旋矫正。

　　插图中角钢板的选用，只是作者个人偏好。其他术者使用动力髋螺钉也同样成功[19，20]。也有人建议，在术前计划中，可以沿着截骨线剪开患侧髋关节的纸质描摹图，参考矫正的股骨轴线，将其粘贴在矫正后的位置上（图 9 - 12），这是另一种同样简单有效的术前设计方法。

　　你的同事详细审阅该计划，并认为是合适的。患者也了解各种治疗方案和相应风险，并希望接受手术。你应该如何进行手术？

　　患者仰卧在可透视的骨折手术床上，无需移动髋部，就可以很容易地拍摄髋部的正侧位 X 线片。作者倾向于使用一种可将对侧髋关节外展的牵引床，这样可以在不移动髋关节的情况下进行正侧位透视，同时也避免了支架导致的健侧膝关节和髋关节屈曲并发症。切口在髋部和大腿外侧，沿股骨轴线方向，从大粗隆上方 2 cm 至其下方 15 cm。体型较大或肌肉发达的患者需要更长的切口。术前准备和铺巾须在保证无菌的情况下方便透视。作者个人更喜欢使用透明可粘的敷料（"淋浴帘"）。

　　手术切口位置可通过触诊确定，必要时可通过术中透视确定。患者应该处于肌肉放松状态。如果患者的生理条件允许，术中平均动脉压应维持在<80 mmHg 的水平，以最大限度地减少出血。切口通过皮肤和皮下组织到达阔筋膜，并沿股骨干轴线方向将其切开。然后在股筋膜上做一个 L 形切口，从股外侧嵴前方开始，向后延伸到股外侧筋膜，切口呈锐角转向远端将股外侧筋膜的近端和后端附丽从股骨外侧松开。股外侧肌从剩余的股后筋膜和股骨外侧拉向前方。

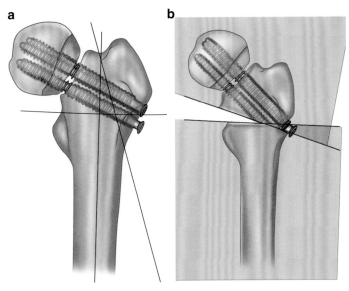

图 9 - 12　在叠加图上，将正常侧股骨轴线画在患侧股骨近端描摹图上，并使用剪刀法进行术前规划（a）。用剪刀沿截骨线剪断，旋转图片使得近端的矫正轴线与远端的实际轴线平行（b）

　　接下来，根据术前的图纸和计划，在股骨颈和头部尽可能偏上的位置置入一根 2 mm 的克氏针，作为定位参考（图 9 - 13）。在正位和侧位透视上确认位置正确，并根据需要调整克氏针的位置。此时应取出可能妨碍新的内植物安置的螺钉，而不影响的螺钉可暂时保留，以维持股骨头的位置。

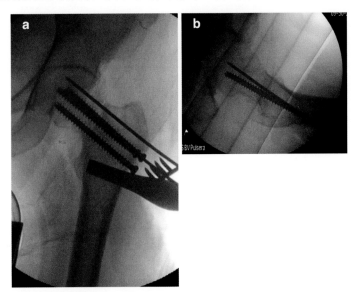

图 9 - 13　在取出近端固定螺钉时，髋关节正位（a）和侧位（b）透视证实定位克氏针位置满意

　　在股骨粗隆间截骨之前或之后安装角钢板定位凿都可以，但一般来说，前一种方法更容易操作。首先，根据术前计划的刀片位置，将 4.5 mm 的钻头平行于定位克氏针钻入股骨颈和头内，侧位透视确保其位于中心位置。将三孔导钻安装在 4.5 mm 钻头上，垂直于股骨干，经其前方和后方孔分别钻入钻头。取下所有钻头后，用埋头钻扩大皮质孔。然后将定位凿敲入适当的位置（图 9 - 14）。当定位凿的尖端到达距离软骨下骨约 1 cm 的位置时，术者必须行正侧位透视密切观察定位凿的位置。

　　在 C 臂透视下确定截骨位置。股骨转子间截骨术是在小转子的最上方进行的。在每侧皮质骨用烧灼或克氏针标记作为参考，以防止截骨后意外旋转。做这种截骨有多种方法。为减少对周围软组织的剥离，作者倾向于在截骨术平面上钻多个小孔（2~2.5 mm）（图 9 - 15），然后用骨凿连接这些孔（图 9 - 16）。撬起凿子以确保完全截断。摆锯或者线锯也可以用于截骨。第二刀从远端外侧做楔形截骨。截下

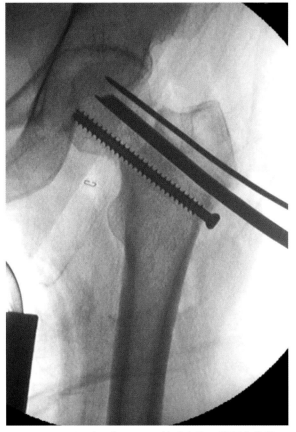

图 9 - 14   通过 3 个 4.5mm 钻孔定位，放置定位凿

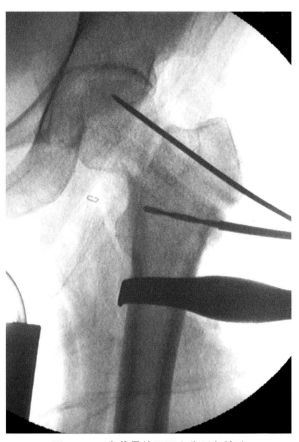

图 9 - 15   在截骨的平面上先反复钻孔

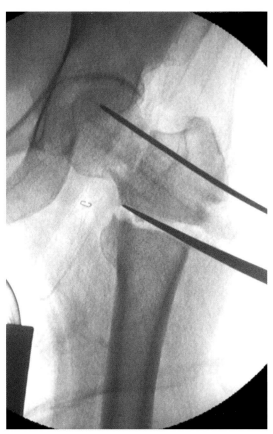

图 9 - 16   用骨凿完成截骨，并用作杠杆拉伸内侧组织以进行角度矫正

来的楔形骨折块保留以备其后植骨。然后将骨凿、骨膜剥离器或撑开器放置在截骨断端中进行撬拨或扩张，以缓慢拉伸内侧组织，通过截骨部位进行角度矫正。

将适当的角钢板刀片连接于插入器/取出器，注意保持柄的轴线与刀片轴线平行。将刀片手动插入尽量深的部位。然后，在正侧位透视下，将刀片敲到位（图9-17）。此过程需要小心谨慎：一旦刀片偏离规划的通道，进一步的敲击就会导致难以处理的后果。通过透视严密监测，一旦方向偏移尽早矫正，从而确保置入的刀片位于安全、准确并且有力的位置上。当刀片到达所需的位置时，取下手柄，用尖头锥将其敲到最终位置。使用空心刀片可以简化放置过程，但仍然需要正侧位透视来监视刀片的推进情况。

将取出的楔形骨块植入到内侧，以填补内侧骨缺损。如果楔形骨块太大，应给予修整后再植入。

然后将侧板推到/固定在股骨干外侧，确定旋转角度后置钉固定（图9-18）。在大多数情况下，必须对肢体施加牵引力，以便

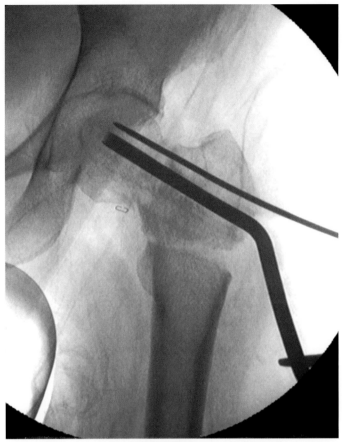

图9-17 移去外侧楔形骨块，将刀片敲击到位

进行长度及角度矫正。如果可能的话，应通过最近端的螺钉孔，将另一枚螺钉平行于刀片置入股骨近端。

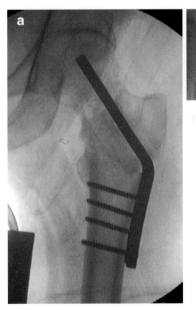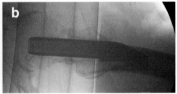

图9-18 将侧板贴附到股骨干，用4个皮质骨螺钉固定，以实现在正位（a）和侧位（b）透视像上可见的外翻矫正

术中应进行透视，以确保没有任何内植物进入关节间隙、矫形满意、并且没有发生医源性骨折。冲洗手术切口，逐层缝合。

手术已按计划进行。术后如何处理？

术后 3 个月，患肢负重限制在仅可轻微触地（20％体重）。髋关节不允许进行抗阻力训练。

随访 3 个月时的 X 线片（图 9-19）。预期的长期结果是什么？

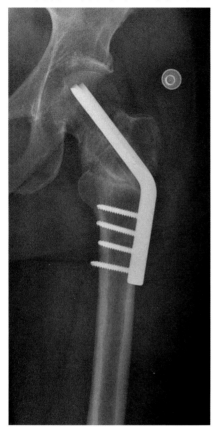

使用角钢板行股骨转子间外翻截骨术治疗股骨颈骨折不愈合的最后愈合率为 92％、骨坏死率为 4％[18]。在两个小样本共 11 例患者的研究中，采用动力髋螺钉进行转子间外翻截骨术均获得了 100％的愈合[19, 20]。

我们的患者最后一次随访是在截骨矫正术后 6 年。她整天站着教书，并进行远距离行走锻炼（5～6 km）。X 线片显示股骨颈骨折和股骨转子间截骨区域愈合良好，无缺血性坏死迹象，髋关节保存完好（图 9-20）。

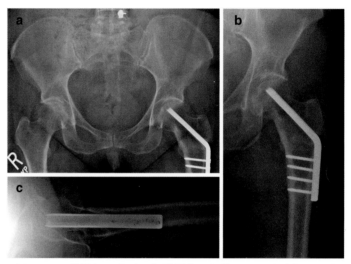

图 9-19 术后 3 个月髋关节正位片显示股骨颈骨折完全愈合，转子间截骨部位基本愈合

图 9-20 截骨矫正术后 6 年的骨盆正位片（a）、髋关节正位片（b）和髋关节侧位片（c）显示股骨颈骨折和股骨粗隆间截骨部位愈合良好，无缺血性坏死迹象，髋关节保存完好

〔朱宗东　译〕

参考文献

[1] Campenfeldt P，Hedström M，Ekström W，Al-Ani AN. Good functional outcome but not regained health related quality of life in the majority of 20-69 years old patients with femoral neck fracture treated with internal fixation：a prospective 2-year follow-up study of 182 patients. Injury. 2017;48(12):2744-53. https://doi.org/10.1016/j.injury.2017.10.028. Epub 2017 Oct 18. PMID：29106948.

[2] Duckworth AD，Bennet SJ，Aderinto J，Keating JF. Fixation of intracapsular fractures of the femoral neck in young patients：risk factors for failure. J Bone Joint Surg Br. 2011;93(6):811-6. https://doi.org/10.1302/0301-620X.93B6.26432. PMID：21586782.

[3] Swiontkowski MF，Winquist RA，Hansen ST Jr. Fractures of the femoral neck in patients between the ages of twelve and forty-nine years. J Bone Joint Surg Am. 1984;66(6):837-46. https://doi.org/10.2106/00004623-198466060-00003. PMID：6736085.

[4] Huang HK，Su YP，Chen CM，Chiu FY，Liu CL. Displaced femoral neck fractures in young adults treated with closed reduction and internal fixation. Orthopedics. 2010；33(12):873. https://doi.org/10.3928/01477447-

20101021 - 15. PMID：21162504.

[5] Lu-Yao GL，Keller RB，Littenberg B，Wennberg JE. Outcomes after displaced fractures of the femoral neck. A meta-analysis of one hundred and six published reports. J Bone Joint Surg Am. 1994;76(1):15 - 25. https://doi. org/10. 2106/00004623 - 199401000 - 00003. PMID：8288658.

[6] Wu CC. Using biomechanics to improve the surgical technique for internal fixation of intracapsular femoral neck fractures. Chang Gung Med J. 2010;33(3):241 - 51. PMID：20584501.

[7] Mir H，Collinge C. Application of a medial buttress plate may prevent many treatment failures seen after fixation of vertical femoral neck fractures in young adults. Med Hypotheses. 2015;84(5):429 - 33. https://doi. org/10. 1016/ j. mehy. 2015. 01. 029. Epub 2015 Jan 28. PMID：25744726.

[8] Araujo TP，Guimaraes TM，Andrade-Silva FB，Kojima KE，Silva JS. Influence of time to surgery on the incidence of complications in femoral neck fracture treated with cannulated screws. Injury. 2014;45(Suppl 5):S36 - 9. https:// doi. org/10. 1016/S0020 - 1383(14)70019 - 1. PMID：25528623.

[9] Upadhyay A，Jain P，Mishra P，Maini L，Gautum VK，Dhaon BK. Delayed internal fixation of fractures of the neck of the femur in young adults. A prospective，randomised study comparing closed and open reduction. J Bone Joint Surg Br. 2004;86(7):1035 - 40. https://doi. org/10. 1302/0301 - 620x. 86b7. 15047. PMID：15446534.

[10] Papakostidis C，Panagiotopoulos A，Piccioli A，Giannoudis PV. Timing of internal fixation of femoral neck fractures. A systematic review and meta analysis of the final outcome. Injury. 2015;46(3):459 - 66. https://doi. org/ 10. 1016/j. injury. 2014. 12. 025. Epub 2015 Jan 3. PMID：25616675.

[11] Sjöholm P，Otten V，Wolf O，Gordon M，Karsten G，Sköldenberg O，Mukka S. Posterior and anterior tilt increases the risk of failure after internal fixation of Garden I and II femoral neck fracture. Acta Orthop. 2019;90(6):537 - 41. https://doi. org/10. 1080/17453674. 2019. 1637469. Epub 2019 Jul 4. PMID：31269853; PMCID：PMC6844400.

[12] Stankewich CJ，Chapman J，Muthusamy R，Quaid G，Schemitsch E，Tencer AF，Ching RP. Relationship of mechanical factors to the strength of proximal femur fractures fixed with cancellous screws. J Orthop Trauma. 1996;10 (4):248 - 57. https://doi. org/10. 1097/00005131 - 199605000 - 00005. PMID：8723403.

[13] Allen MR，Burr DB. Human femoral neck has less cellular periosteum，and more mineralized periosteum，than femoral diaphyseal bone. Bone. 2005; 36 (2): 311 - 6. https://doi. org/10. 1016/j. bone. 2004. 10. 013. PMID： 15780957.

[14] Levack AE，Gausden EB，Dvorzhinskiy A，Lorich DG，Helfet DL. Novel treatment options for the surgical management of young femoral neck fractures. J Orthop Trauma. 2019;33(Suppl 1):S33 - 7. https://doi. org/10. 1097/ BOT. 0000000000001368. PMID：30540670; PMCID：PMC6294468.

[15] Hoshino CM，Christian MW，O'Toole RV，Manson TT. Fixation of displaced femoral neck fractures in young adults: fixed-angle devices or Pauwel screws? Injury. 2016;47(8):1676 - 84. https://doi. org/10. 1016/j. injury. 2016. 03. 014. Epub 2016 Mar 17. PMID：27269418.

[16] Gupta A. The management of ununited fractures of the femoral neck using internal fixation and muscle pedicle periosteal grafting. J Bone Joint Surg Br. 2007;89(11):1482 - 7. https://doi. org/10. 1302/0301 - 620X. 89B11. 19298. PMID：17998186.

[17] Mueller ME. The intertrochanteric osteotomy and pseudarthrosis of the femoral neck. 1957. Clin Orthop Relat Res. 1999;(363):5 - 8. PMID：10379299.

[18] Magu NK，Rohilla R，Singh R，Tater R. Modified Pauwels' intertrochanteric osteotomy in neglected femoral neck fracture. Clin Orthop Relat Res. 2009;467(4):1064 - 73. https://doi. org/10. 1007/s11999 - 008 - 0695 - 4. Epub 2009 Jan 14. PMID：19142687; PMCID：PMC2650071.

[19] Hartford JM，Patel A，Powell J. Intertrochanteric osteotomy using a dynamic hip screw for femoral neck nonunion. J Orthop Trauma. 2005;19(5):329 - 33. PMID：15891542.

[20] Schoenfeld AJ，Vrabec GA. Valgus osteotomy of the proximal femur with sliding hip screw for the treatment of femoral neck nonunions: the technique，a case series，and literature review. J Orthop Trauma. 2006;20(7):485 - 91. https://doi. org/10. 1097/00005131 - 200608000 - 00006. PMID：16891940.